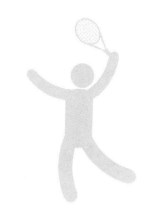

全民健康运动损伤

防治手册

编著　全军军事训练伤防治与研究中心
　　　中国人民解放军总医院骨科医学部

U0194009

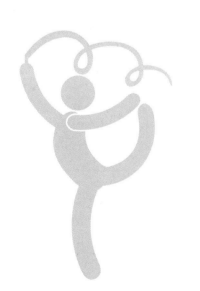

科学技术文献出版社
SCIENTIFIC AND TECHNICAL DOCUMENTATION PRESS

·北京·

图书在版编目（CIP）数据

全民健康运动损伤防治手册 / 全军军事训练伤防治与研究中心，中国人民解放军总医院骨科医学部编著 . —北京：科学技术文献出版社，2022.12
ISBN 978-7-5189-9848-7

Ⅰ . ①全… Ⅱ . ①全… ②中… Ⅲ . ①运动性疾病—损伤—防治—手册 Ⅳ . ① R873-62

中国版本图书馆 CIP 数据核字（2022）第 230941 号

全民健康运动损伤防治手册

策划编辑：张 蓉 责任编辑：张 蓉 段思帆 责任校对：张永霞 责任出版：张志平	
出 版 者	科学技术文献出版社
地 址	北京市复兴路15号 邮编 100038
编 务 部	（010）58882938，58882087（传真）
发 行 部	（010）58882868，58882870（传真）
邮 购 部	（010）58882873
官 方 网 址	www.stdp.com.cn
发 行 者	科学技术文献出版社发行 全国各地新华书店经销
印 刷 者	北京地大彩印有限公司
版 次	2022年12月第1版 2022年12月第1次印刷
开 本	889×1194 1/16
字 数	376千
印 张	15.25
书 号	ISBN 978-7-5189-9848-7
定 价	168.00元

全军军事训练伤防治与研究中心
中国人民解放军总医院骨科医学部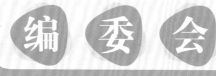

名誉主编

田 光

主 审

王松俊

主 编

李春宝 唐佩福

副主编

王 龙 黄 鹏 杨 迪

编 委（按姓氏笔画排序）

王 韦	王 铖	王明新	王静文	王耀霆	江 航
许芮嘉	李 君	李 琳	李 超	李 楠	李世俊
李绍光	李海鹏	张 漓	张立宁	张林祺	陈丁鹏
陈俊安	林 峰	罗小波	季欣然	周志雄	孟 浩
莫华强	高 攀	黄象棋	董晨辉	程 磊	霍江涛

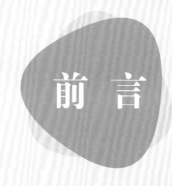

前 言

　　2015年，中国共产党第十八届中央委员会第五次全体会议通过了《中共中央关于制定国民经济和社会发展第十三个五年规划的建议》，特别提出要"发展体育事业，推广全民健身，增强人民体质"，将全民健身上升为国家战略。目前，体育健身已经成为全民社会生活的重要组成部分。开展全民体育健身运动，是促进人民健康、丰富精神文化生活和提高生活质量的重要举措。而在此过程中，运动损伤的显著增加已成为一个不容忽视的问题。

　　近年来，为切实有效地解决好部队训练伤防治问题，在中央军委后勤保障部卫生局的指导下，中国人民解放军总医院骨科医学部组织全军专家，深入基层开展了新兵军事训练伤防治"巡讲、巡诊、巡调"工作，取得了显著成效。基于此，军委机关依托骨科医学部成立了全军军事训练伤防治与研究中心。其间，该中心组织创伤学、运动医学、卫生勤务学、军事体育、传统中医等13个学科专业的军地专家，基于10余年部队训练伤防治经验和研究成果，并融合国内外训练伤防治最新理念方法和中华传统医学精粹，撰写了《军事训练伤防控指导教程》系列教材4册。此套教材推广配发至部队百余个单位，深受广大官兵欢迎，不仅显著降低了部队训练伤的发生率，而且还提高了训练成绩，并荣获首届全国优秀教材一等奖。

　　为了响应国家"健康中国行动"号召，深入贯彻军民融合发展理念，我们将《军事训练伤防控指导教程》的精华进行提炼改编，形成了这本《全民健康运动损伤防治手册》。力求通过向地方院校及社区的推广试用，进一步推动全民身心健康、加强青少年体质培养及深入开展国防教育。

唐佩福

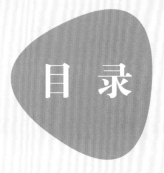

目 录

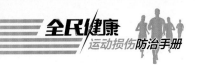

第二部分　诊疗篇

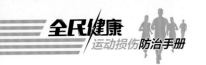

第一部分

预防篇

第一章

运动预防概论

运动应注重科学化，加强对运动损伤的认识和预防，认真做好运动前后的热身和放松活动。

一、坚持科学运动

（一）运动要点

1. 运动前后严格做好热身和放松活动。
2. 注重运动的质量而不是数量。
3. 严格按照计划要求进行运动，循序渐进，不强行增加运动强度。
4. 当天的运动坚持当天完成，不要拖到第二天再完成。
5. 与队友和谐相处，一起运动，相互促进。

（二）运动原则

1. 适度性原则

体质有个体差异，运动量要做到适合自身的承受力。如果运动中力不从心、喘息气短、心慌胸闷，运动后不思饮食、倦怠乏力，说明运动过度，需要调整运动量。

2. 渐进性原则

要合理安排，逐步适应。运动量由小到大，动作由易到难、由简到繁，不要急于求成。

3. 经常性原则

运动贵在坚持不懈，不要三天打鱼，两天晒网。

4. 特殊性原则

例如400米障碍等技术性强的运动，应请专业人士指导，不可盲目进行。

（三）运动宜忌

1. 运动四宜

（1）早晨：增强肌力，提高肺活量，对呼吸道大有益处。

（2）下午：强化体力，肌肉的承受能力较其他时间高出50%。

（3）黄昏：运动能力此时达到最高峰，视、听等感觉敏锐，心跳频率和血压上升。

（4）晚间：有助于睡眠，但强度不宜过大，否则易导致失眠。

2. 运动三忌

（1）进餐后：最好静坐30～45分钟后再运动。

（2）饮酒后：此时运动将加重心脏、肝、大脑等器官的负担。

（3）情绪不佳时：不良情绪会直接影响身体功能的正常发挥，损伤心脏等器官。

（四）剧烈运动后四不宜

1. 不宜立即停下来休息

否则大量血液分布在肢体，心脏容易出现缺血，大脑也会因供血不足而出现缺氧症状。

2. 不宜立即大量饮水

否则会导致钠代谢失调，发生肌肉抽筋等状况。因此，剧烈运动后应使用"多次少饮"的方法喝水。

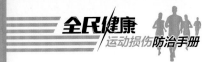

3. 不宜立即冲凉或吹风

马上进入空调室、吹电风扇或在阴凉风口处乘凉，极易导致小腿抽筋，以及引发感冒、气管炎等疾病。

4. 不宜立即吃饭

剧烈运动后，消化器官血液相对较少，消化吸收能力差，如果马上吃饭，不利于对食物中营养物质的消化和吸收，易造成积食。

二、正确认识运动损伤

运动损伤是指运动直接导致的人体组织器官功能障碍或病理改变，简称运动伤。

运动是全民健康的保证，在运动过程中，由于人们对运动损伤认识不足，容易导致运动损伤发生，不仅影响正常的运动计划，严重的话还会导致终身残疾。

（一）运动损伤分类

1. 按损伤组织分类

运动损伤可分为软组织损伤、骨和关节损伤、器官损伤、特殊环境运动损伤和其他损伤五大类。

2. 按伤势分类

（1）轻伤：组织器官结构受到轻度的损害或部分功能障碍，无生命危险，愈后对身体健康无明显影响。

（2）中等伤：组织器官结构受到较大损害或有较严重的功能障碍，有一定的生命危险，愈后对身体健康有一定伤害。

（3）重伤：组织器官结构遭受严重损害，致肢体残疾，丧失听觉、视觉，以及其他器官功能障碍，有明显的内环境紊乱，可危及生命，愈后对身体健康有重大损害。

（二）运动损伤因素

导致运动损伤的因素主要有力量、耐力等身体素质欠佳，防护意识不强，对运动损伤认识不够，防护措施未落实，组织运动方法不科学和心理素质欠佳等。

三、运动损伤预防措施

要做到运动而不损伤，必须采取以下预防措施。

（一）提高整体身体素质

提高整体身体素质是预防运动损伤的重要保障，对于减少运动损伤的发生至关重要。整体身体素质（如力量、耐力、柔韧和协调等）较好者，不仅运动效果较好，而且一般不会受到运动损伤；而整体身体素质较差者，更易受到运动损伤的困扰。因此，提高整体身体素质是预防运动损伤的基础。

（二）充分做好准备活动和整理活动

1. 充分做好准备活动是预防运动损伤的重要法宝之一，要注重动静态的锻炼。

2. 整理活动可使疲劳或僵硬的肌肉得到充分的放松，内脏系统工作水平逐步恢复到安静状态，促进身体疲劳的消除，防止肌肉因僵硬而失去良好的本体感受性和弹性，对预防运动损伤具有重要意义。

（三）提高自我保护意识，加强保护和自我保护技能的锻炼

提高自我保护意识，加强保护和自我保护基本技能的锻炼，既是优秀运动人员和教练的特征之一，也是现代运动的一个教学环节，对于积极预防运动损伤具有非常重要的作用。

（四）合理安排运动负荷量

合理安排运动负荷量，贯彻循序渐进的运动原则，避免运动负荷量过分集中于身体的某一部位或某一系统，能有效预防运动损伤的发生。

（五）加强医务监督，防止运动过度

加强医务监督既是科学化运动的重要组成部分，也是使运动顺利进行的医学保障。这项工作主要包括以下三个环节。

1. 督促和检查运动人员的自我监测情况，使其养成自测脉搏（早晨）、书写运动日记的良好习惯，使自我医务监督习惯化和制度化。

2. 功能诊断是监控运动负荷的科学依据。在运动中，可运用科学的理论、方法，以及先进的技术，对运动人员进行生理和心理指标测试，以探索运动中这些指标变化的规律，并将测试结果及时反馈给医务人员或教练，对于确保运动的正常进行、杜绝运动损伤的发生，具有十分重要的作用。

如有组织运动的医务人员或教练，应注意观察运动人员在运动中和运动后的功能反应，如运动时的动作灵敏性、反应速度、协调性等。一旦发现异常反应，应及时采取相应的调整措施，如降低运动强度等。此外，每次运动前，还应有意识地检查一下运动场地和器材的安全状况，尤其是在较为陌生的环境进行运动时，更要高度重视，以防止运动损伤的发生。

3. 定期进行常规体检，对运动人员的身体功能进行全面评价。如果发现有异常情况，应及时采取相应的处理措施。

第二章

运动前的准备活动

一、热身

热身主要以较慢的节奏和较低的强度进行，应持续 15 分钟左右，热身后一般会出现出汗和呼吸加快的情况。热身主要涉及颈部、腰部、髋关节、肩关节、肘关节、腕关节、膝关节和踝关节等部位。热身常用以下 6 个动作。

（一）屈伸

1. 动作目的
进行腰部、臀部和腿部的屈曲及伸展，活动脊柱和四肢，为进行高强度的运动做准备。

2. 节奏和频率
缓慢，重复 5 ~ 10 次。

3. 动作步骤
见图 2-1 和图 2-2。

（1）准备姿势：跨立，双臂伸直举在头顶。

（2）脊柱向前伸展，脚跟和脚掌始终紧贴地面，让直臂在两腿之间尽可能地伸展。

（3）恢复准备姿势。

（4）重复上述动作。

（5）恢复准备姿势。

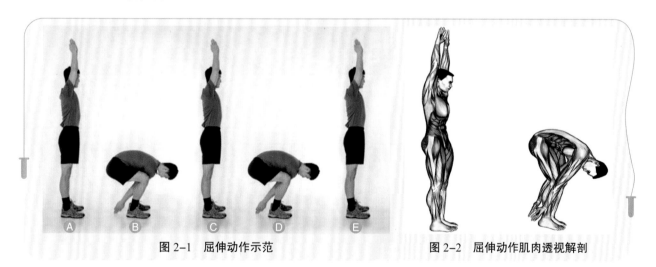

图 2-1　屈伸动作示范　　　　　　　　图 2-2　屈伸动作肌肉透视解剖

4. 动作要领
（1）两腿分开站立与肩同宽，双手合掌举过头顶。

（2）在脊柱向前屈曲及伸展时，膝关节屈曲，身体下蹲。

（3）脚跟和脚掌要始终紧贴地面，让直臂在两腿之间尽可能地伸展。

（4）在准备姿势时，确保臀部固定，腹部紧绷，手臂完全伸展。

（5）颈部弯曲，使凝视的目光落在脚跟后面，头部与躯干的曲度一致。

5. 防伤事项
（1）要以缓慢的节奏进行。

（2）为了保护背部，动作要稳，缓慢屈曲下蹲。不可快速屈曲及伸展，以免给背部造成损伤。

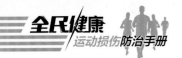

（二）后弓步

1. 动作目的

促进平衡力，拉伸臀部和躯干，增强腿部力量。

2. 节奏和频率

缓慢，重复 5 ~ 10 次。

3. 动作步骤

见图 2-3。

（1）准备姿势：跨立，双手叉腰。

（2）左脚向后蹬地，脚趾触地。

（3）恢复准备姿势。

（4）换右腿重复上述动作。

（5）恢复准备姿势。

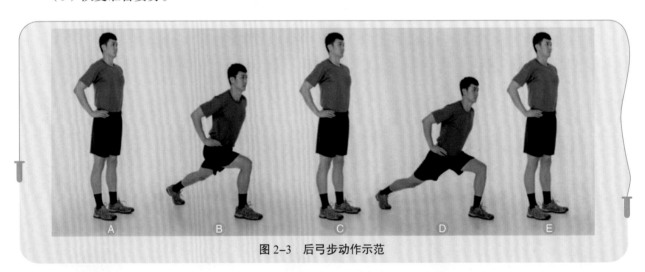

图 2-3 后弓步动作示范

4. 动作要领

（1）在做动作过程中，保持背部平直和腹部紧绷。

（2）当脚趾触地后，让身体继续下降，可提高臀部和躯干的灵活性。

（3）在做图 2-3B、图 2-3D 的动作时，后腿向后方伸直，保持双脚尖向前，结束时两脚距离与肩平齐。

（4）保持后腿尽可能伸直，但不要过度伸直膝关节。

（5）确保后脚的脚跟不接触地面。

5. 防伤事项

宜以慢节奏进行，避免节奏太快。

（三）跃起跳高

1. 动作目的

强化正确的跳跃和着陆姿势，提高协调性和平衡性，发展爆发力。

2. 节奏和频率

适中，重复 5 ~ 10 次。

3. 动作步骤

见图 2-4 和图 2-5。

（1）准备姿势：身体前倾。

（2）向前摆动手臂，跳跃 20 厘米。

（3）向后挥动手臂，跳跃 20 厘米。

（4）双臂向前，越过头顶，用力跳跃。

（5）重复上述动作，在最后的重复动作中，恢复准备姿势。

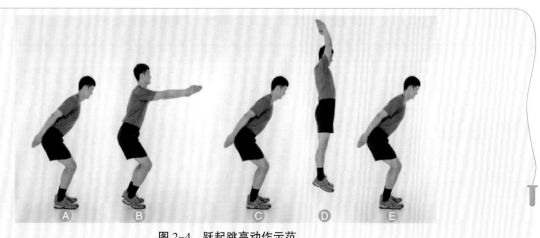

图 2-4 跃起跳高动作示范

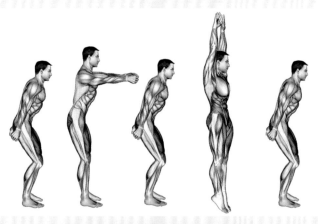

图 2-5 跃起跳高动作肌肉透视解剖

4. 动作要领

（1）在准备姿势时，肩膀、膝盖和脚掌之间应保持成一条直线并垂直于地面，双手后放，成跳跃姿势。

（2）在做图 2-4B 动作时，手臂应平行于地面。

（3）在做图 2-4D 动作时，手臂应完全地伸直置于头顶上，躯干和腿也应在同一直线上。

（4）在每次落地时，双脚应向前移动，保持与肩同宽的距离，并从脚掌到脚跟"软落地"。

（5）在每次着地时，肩膀、膝盖到脚掌之间，都应保持成一条直线垂直于地面。

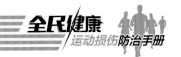
5. 防伤事项

无。

（四）蹲起

1. 动作目的

增强下肢的力量、耐力和灵活性。

2. 节奏和频率

缓慢，重复 5 ~ 10 次。

3. 动作步骤

见图 2-6 和图 2-7。

（1）准备姿势：跨立，双手叉腰。

（2）下蹲时，头向上稍稍向前倾，将手臂伸向前方，双臂与地面平行，掌心向内。

（3）恢复准备姿势。

（4）向前弯腰，双手向地面伸展，掌心向内。

（5）恢复准备姿势。

4. 动作要领

（1）在做图 2-6B 动作时，肩膀、膝盖到脚掌之间，都应保持成一条直线并垂直于地面。脚跟不

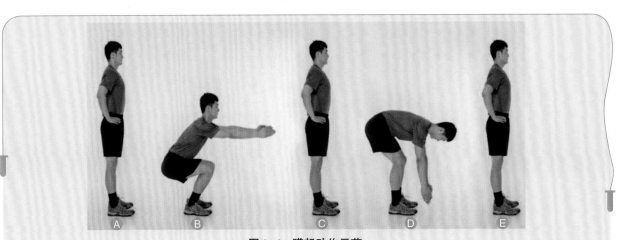

图 2-6 蹲起动作示范

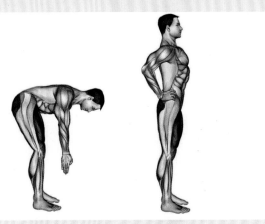

图 2-7 蹲起动作肌肉透视解剖

离地面，背部挺直。

（2）在做图 2-6D 动作时，头部与脊柱的高度要保持一致，膝关节微曲。

5. 防伤事项

以慢节奏进行。在做图 2-6B 动作时，如果膝盖超过脚尖，会增加对膝盖的压力，容易导致膝盖受伤。

（五）风车转体

1. 动作目的

提高弯曲和旋转躯干的能力，使躯干、腿部和肩部的肌肉得到锻炼。

2. 节奏和频率

缓慢，重复 5 ~ 10 次。

3. 动作步骤

见图 2-8 和图 2-9。

（1）准备姿势：跨立，双臂伸直与肩平齐，掌心向下。

（2）向左转体时弯曲腰部和膝部，用右手触碰左脚外侧，然后向后方看去。左手臂向后拉，以保持右手臂的直线。

（3）恢复准备姿势。

（4）向右转体重复上述动作。

（5）恢复准备姿势。

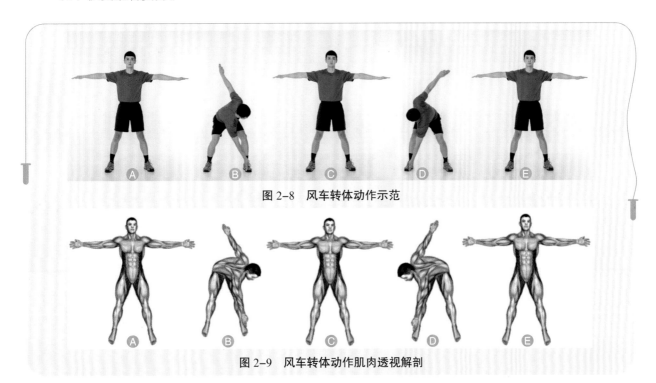

图 2-8 风车转体动作示范

图 2-9 风车转体动作肌肉透视解剖

4. 动作要领

（1）在准备姿势时，双脚笔直向前，双臂平行于地面，臀部固定，腹部紧绷。

（2）在做图 2-8B、图 2-8D 动作，身体进行旋转时，确保膝部弯曲，头和眼睛的方向分别朝向左脚或右脚。

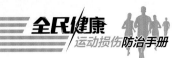

5. 防伤事项

以慢节奏进行。

（六）前弓步

1. 动作目的

拉伸踝关节和膝关节，促进身体平衡，发展腿部力量。

2. 节奏和频率

缓慢，重复 5 次。

3. 动作步骤

见图 2-10 和图 2-11。

（1）准备姿势：跨立，双手叉腰。

（2）左脚向前迈一步，左膝弯曲，直到大腿与地面平行。上身向前倾，保持背部挺直。右脚脚跟离开地面。

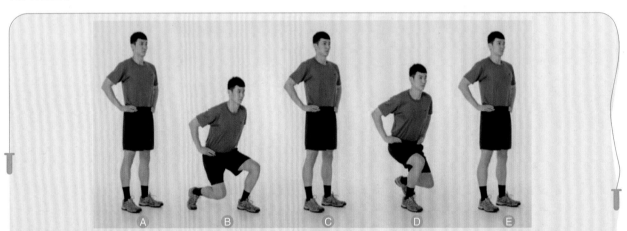

图 2-10　前弓步动作示范

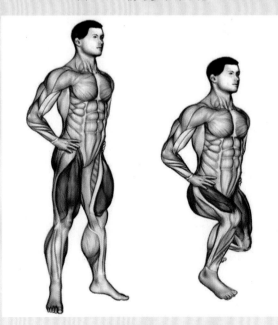

图 2-11　前弓步动作肌肉透视解剖

（3）恢复准备姿势。

（4）换右腿重复上述动作。

（5）恢复准备姿势。

4. 动作要领

（1）在做动作过程中，应收紧腹部，稳定躯干。

（2）在做图 2-10B、图 2-10D 动作时，向前直走，保持双脚脚尖向前，结束时两脚距离与肩平齐。

（3）在做图 2-10B、图 2-10D 动作时，后膝可能会自然弯曲，但不要碰到地面，后脚脚跟应离开地面。

5. 防伤事项

以慢节奏进行。在做图 2-10B、图 2-10D 动作时，以一种受控的方式完成动作。以前腿为支撑，恢复准备姿势。

二、拉伸——八段锦

八段锦具有通经活络，和气柔体，解除心理和生理的紧张状态，使关节、肌肉和脏腑放松等作用。动作简单易学，是一套卓越的中华传统养生健身功法，距今已有 800 多年的历史。八段锦由 8 个动作组成，根据全民健康运动的特点，重点推荐 4 个动作。

（一）准备动作

1. 动作目的

凝神静心，调理五脏。

2. 节奏和频率

缓慢，重复 2 次。

3. 动作步骤

见图 2-12。

（1）准备姿势：直立，松腰沉胯，目视前方。

（2）双膝微曲，双臂缓慢向上空抱，直至腰部。

（3）恢复准备姿势。

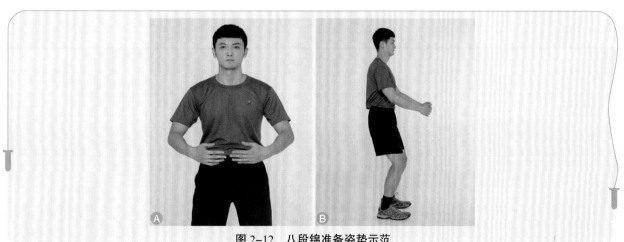

图 2-12 八段锦准备姿势示范

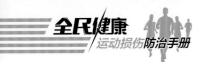
4. 动作要领

缓慢，平心静气。

5. 口诀

两足分开平行站，横步要与肩同宽；

头正身直腰松腹，两膝微屈对足尖；

双臂松沉掌下按，手指伸直要自然；

凝神调息垂双目，静默呼吸守丹田。

6. 防伤事项

无。

（二）两手托天理三焦

1. 动作目的

加强四肢和躯干的伸展与拉伸，促使全身上下的气机流通和水液布散。

2. 节奏和频率

缓慢，重复 6 次。

3. 动作步骤

见图 2-13。

（1）准备姿势：双脚与肩同宽，自然站立，松腰沉胯。

（2）两手外旋在腹部交叉。

（3）两手上提至胸口高度，双手掌心向上。

（4）再慢慢上提至胸前翻掌（掌心向上）。

（5）上提至头顶，手臂伸直，手掌托天，双眼向上看，保持 30 秒。

（6）两手分开如抱球状后，再缓缓放下。

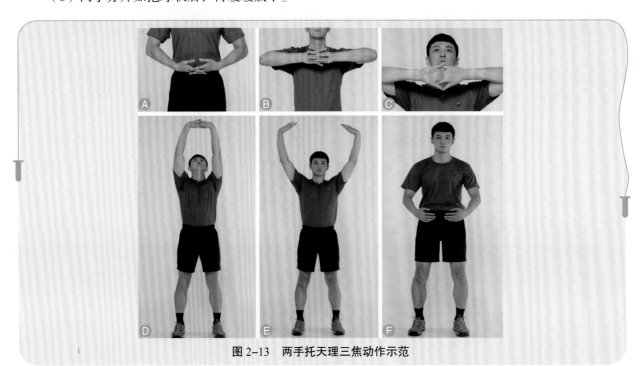

图 2-13　两手托天理三焦动作示范

（7）恢复准备姿势。

4.动作要领

缓慢拉伸，两手交叉上托，拔伸腰背，提拉胸腹。

5.口诀

十字交叉小腹前，翻掌向上意托天；

左右分掌拨云式，双手捧抱式还原；

式随气走要缓慢，一呼一吸一周旋；

呼气尽时停片刻，随气而成要自然。

6.防伤事项

要控制好呼吸，手部拉伸根据个人情况确定，尽量做到最大程度，不可强行拉伸，避免拉伤。

（三）左右开弓似射雕

1.动作目的

改善胸椎、颈部的血液循环，对心肺给予节律性的按摩，增强心肺功能。增强胸肋部和肩臂部的骨骼肌力量，增加手臂部的力量和灵活性，矫正不良姿势。

2.节奏和频率

缓慢，左右各重复3次。

3.动作步骤

见图2-14。

（1）准备姿势：双脚与肩同宽，自然站立，松腰沉胯。

（2）重心右移，左脚向左横跨一步，膝关节缓慢伸直，两掌向上交叉于胸前。

（3）左手做八字掌（比出"七"的姿势，示指与拇指垂直，其余三指内收），右手屈四指，大拇指内勾。

（4）左手向左推出伸直，眼看示指尖，右手拉至右胸侧，形如拉弓射雕之状，持续3~5秒，同时重心下移，蹲成马步。

（5）重心右移，左腿伸直，右臂内旋向外划弧伸直，两手变自然掌。

（6）左脚回收成并步站立，双手捧于腹前，掌心向上，目视前方，恢复准备姿势，上述动作重复3次。

（7）右开弓方法同左开弓，动作要点相同，方向相反，重复3次。

4.动作要领

缓慢拉伸，上身要正。

5.口诀

马步下蹲要稳健，双手交叉左胸前；

左推右拉似射箭，左手示指朝向天；

势随腰转换右式，双手交叉右胸前；

右推左拉眼观指，双手收回式还原。

6.防伤事项

无。

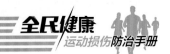

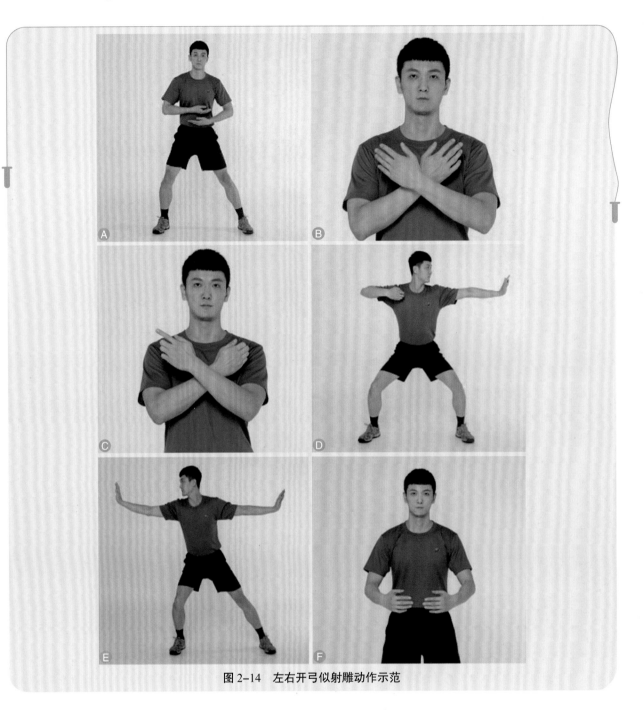

图 2-14 左右开弓似射雕动作示范

（四）五劳七伤往后瞧

1. 动作目的

增强腰部、头颈和眼球的灵活性，加强颈部的伸缩力，促进头颈部的血液循环，解除中枢神经系统的疲劳并改善其功能。

2. 节奏和频率

缓慢，重复 6 次。

3. 动作步骤

见图 2-15。

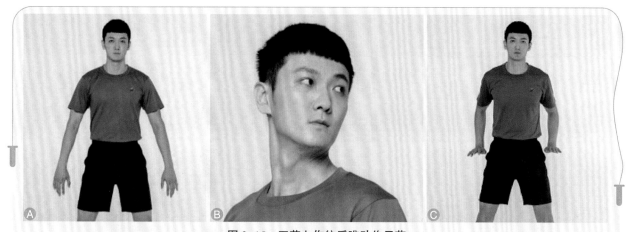

图 2-15　五劳七伤往后瞧动作示范

（1）准备姿势：双脚与肩同宽，自然站立，松腰沉胯。

（2）手掌自然下垂，手掌向后指尖向下，两腿自然站立。

（3）两手臂外旋，抬手掌与髋同高，头向左转，目视左后方。

（4）两手慢慢放下，手掌下按于腰的两侧，两膝微屈，头慢慢转回目视前方，恢复准备姿势。

4. 动作要领

动作缓慢，精神愉快，面带微笑，乐自心田生，笑自心内。

5. 口诀

双掌捧抱似托盘，翻掌封按臂内旋；

头应随手向左转，引气向下至涌泉；

呼气尽时平松静，双臂收回掌朝天；

继续运转成右式，收式提气回丹田。

6. 防伤事项

不宜只做头颈部的拧转，需要全脊柱甚至两大腿也参与拧转，以促进五脏的健壮，对改善静脉血的回流有更好的效果。

（五）摇头摆尾去心火

1. 动作目的

刺激脊柱，利于泻热，去除心火，改善口疮、口臭、失眠、多梦、小便热赤和便秘等症状。此外，还可加强颈腰胯等关节的灵活性和力量。

2. 节奏和频率

缓慢，重复 6 次。

3. 动作步骤

见图 2-16。

（1）准备姿势：双脚与肩同宽，自然站立，松腰沉胯。

（2）重心左移，右脚向右横跨一步，两手托起。

（3）手掌向上举起，指点相对，力在掌根。

（4）两掌下落，两脚蹲成马步，两掌按于膝盖的上方。

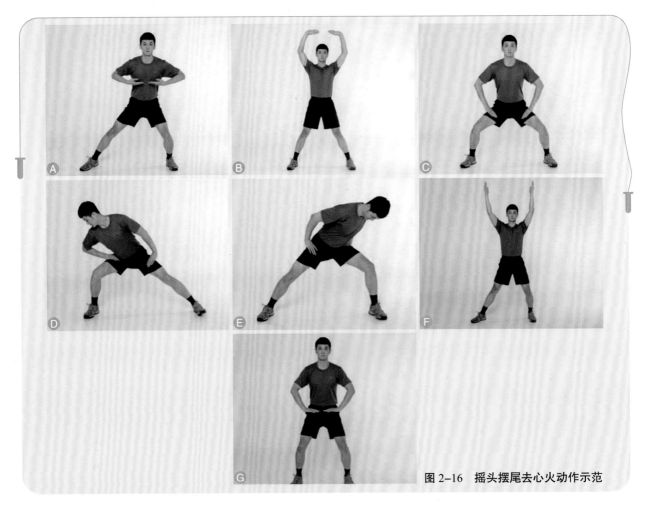

图2-16　摇头摆尾去心火动作示范

（5）重心右移，上身向右侧斜，双眼注视右脚尖。

（6）重心左移，上身随之向左侧倾斜，双眼注视右脚跟。

（7）收右腿，双掌上举，掌心相对，成开步站立。

（8）两膝微屈，两掌下按至腹前，指尖相对，目视前方。

（9）恢复准备姿势。

4. 动作要领

动作缓慢，保持逍遥自在，延长呼气时间，消除交感神经兴奋，以去心火。

5. 口诀

马步扑步可自选，双掌扶于膝上边；

头随呼气宜向左，双目却看右足尖；

吸气还原接右式，摇头斜看左足尖；

如此往返随气练，气不可浮意要专。

6. 防伤事项

无。

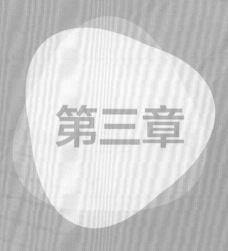

第三章

核心肌群锻炼

一、核心肌群锻炼常识

身体的核心部位既包括腰椎、骨盆、髋关节等骨骼及它们周围的韧带和结缔组织，也包括附着在这些骨骼上的肌肉，如由腹直肌、腹横机、髂腰肌、腹斜肌、下背肌群和竖脊肌、臀肌、旋髋肌及股后肌群等29对肌肉组成的核心肌群。也有学者把起于核心部位的股直肌、股二头肌归为核心肌群（图3-1）。

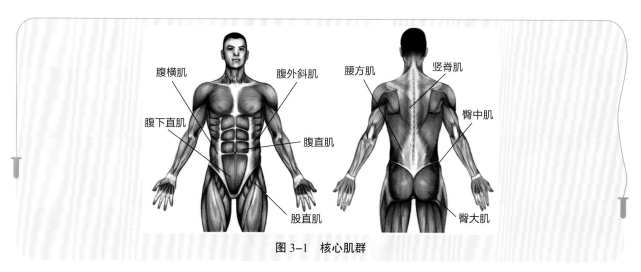

图3-1 核心肌群

（一）核心肌群分布

1. 浅层核心肌群

浅层核心肌群是大肌群，主要功能是控制脊柱的运动。这些浅层的肌肉比较大，也比较长，虽不直接连接到脊柱上，但当其收缩时，躯干就会前弯、后仰和左右扭转等。这些肌肉有腹内外斜肌、腹直肌、腰方肌、背部伸肌群和臀肌等。核心肌群对运动中的身体姿势、运动技能和专项技术动作起着稳定和支持作用，这是由核心肌群所处的身体位置和所储备的能量决定的。

2. 腰 – 骨盆 – 髋关节肌群

腰 – 骨盆 – 髋关节包括29块肌肉，都位于身体的核心部位，在身体运动中起到稳定、传导力量和发力减力等作用。此外，腰 – 骨盆 – 髋关节肌群对于身体在移动过程中保持平衡有着重要意义。

3. 深层核心肌群

深层核心肌群（多裂肌、腹横机和膈肌）是稳定核心部位的关键，深层核心肌群保护脊柱的模式是当腹横肌收缩时，会拉动筋膜从而带动多裂肌做协同收缩，使腹部张力增加，以支撑脊柱。除了具有收缩功能的横向肌肉外，在腹部上方的横膈肌和骨盆底部的肌群也是缺一不可。

（二）核心肌群主要作用

1. 稳定脊柱、骨盆。

2. 提高身体的控制力和平衡力。

3. 提高运动时由核心部位向四肢及其他肌群的能量输出。

4. 提高上下肢和动作间的协调工作效率。

5. 预防运动中的损伤。

6. 降低能量消耗。

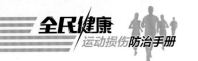

7. 提高身体的变向和位移能力。

（三）核心肌群锻炼目的

不借助任何器械的单人力量锻炼，适用于核心肌群锻炼初始阶段，目的在于使运动人员深刻体会核心肌群用力的感觉和对身体进行有效控制的方式。这种类型的锻炼得到了大多数专家的认可和肯定，被普遍认为是最基础的核心肌群锻炼手段。

二、核心肌群锻炼动作

（一）仰卧屈膝抬腿

1. 动作目的

以腹直肌、腹横肌为主的核心肌群锻炼，可增强核心肌群，特别是屈髋肌和伸膝肌的力量。

2. 动作节奏

适中。

3. 动作步骤

见图 3-2。

（1）准备姿势：仰卧，抬头，屈髋，屈膝，双手置于腰部正下方。

（2）双脚勾起，将脚抬离地面，直至臀部和膝关节弯曲至 90 度，使小腿与地面平行，大腿与躯干垂直。

（3）上身不动，腹部收紧，缓慢伸直双腿，持续 3 秒。

（4）上身不动，腹部持续紧张，双腿缓慢回收至膝关节 90 度位置。

（5）重复上述动作，持续 1 分钟，然后恢复准备姿势。

4. 动作要领与防伤要点

（1）在做动作过程中，肩关节和颈部保持放松，保持中立位，以防拉伤颈部肌肉和损伤颈椎。

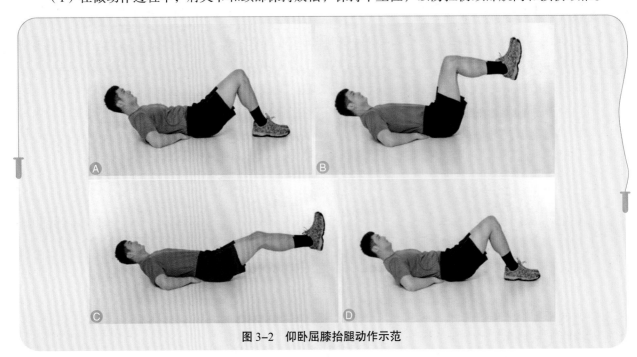

图 3-2　仰卧屈膝抬腿动作示范

（2）在做图 3-2B 动作时，踝关节背屈（勾脚尖），两膝关节并拢夹紧，防止扭伤腰部。

（3）在做动作过程中，腹部紧张，收腹，尾骨卷起，争取垂直向上，以达到锻炼腹部肌肉的目的。

（4）在做动作过程中，时刻屏住呼吸，集中精力，以达到锻炼目的。

（5）如有背部损伤、疼痛或髋关节损伤、疼痛等，不要做此动作。

（二）侧向平板支撑

1. 动作目的

主要锻炼髋关节内收肌、外展肌和背阔肌，通过肩带肌群发力维持脊柱稳定。还可锻炼腹直肌、腹内斜肌、腹外斜肌、长收肌、胸大肌、胸小肌、肱三头肌和臀中肌等。

2. 动作节奏

适中。

3. 动作步骤

见图 3-3 和图 3-4。

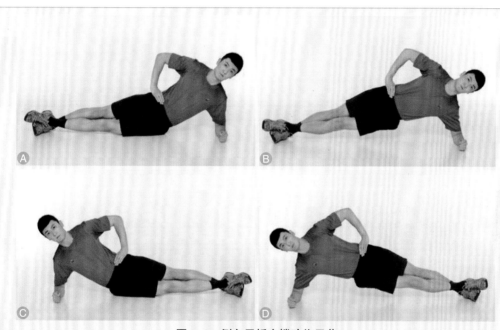

图 3-3　侧向平板支撑动作示范

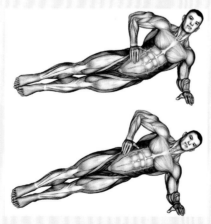

图 3-4　侧向平板支撑动作肌肉透视解剖

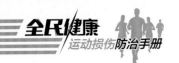

（1）准备姿势：左侧卧，左肘支撑身体，右上臂叉在腰侧位置。双腿伸直脚踝交叉，收紧腹部。

（2）左肘撑地将身体抬起，使髋关节抬离地面，头、脊柱、两膝中心和两踝中心呈一条直线。

（3）慢慢将髋关节放下，回到中立位，重复上述动作，持续1分钟。

（4）换右侧重复该动作。

4. 动作要领与防伤要点

（1）在做动作过程中，髋关节应尽可能抬高以减少施加在支撑手臂上的压力，防止损伤肘关节和肩关节。

（2）注意肩部位置，切忌耸肩，否则会使肩部承受的压力过大，造成损伤。

（3）如有肩袖损伤、疼痛，或颈部损伤、疼痛等，不要做此动作。

（三）单腿背桥

1. 动作目的

增强伸髋肌、腹肌力量。主要锻炼腹直肌和股内侧肌，还可锻炼臀中肌、臀大肌、腹横肌、腰方肌、股二头肌、髂腰肌、股直肌、缝匠肌、阔筋膜张肌、耻骨肌、长收肌和股薄肌等。

2. 动作节奏

适中。

3. 动作步骤

见图3-5。

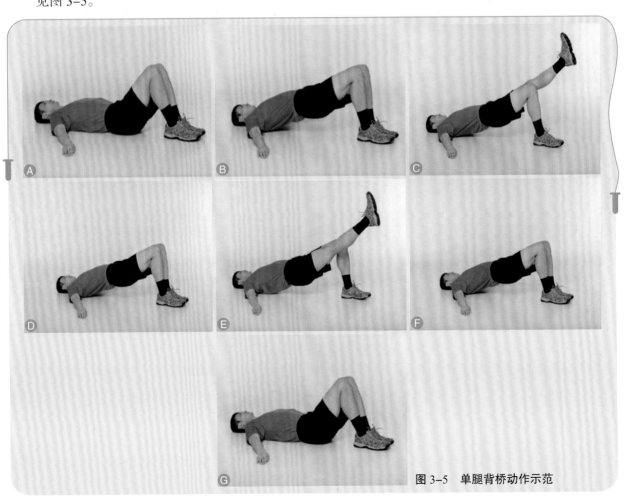

图3-5 单腿背桥动作示范

（1）准备姿势：仰卧，两臂伸直，外展 45 度，放于身体两侧，手指伸直，屈髋，屈膝，两脚全脚掌着地。

（2）臀部发力，使髋关节和脊柱抬离地面，直到身体与膝关节、髋关节和肩关节呈一条直线，身体的重量落在两脚。

（3）保持膝关节屈曲角度不变，臀部仍然向上，将左腿缓慢伸直，直至与躯干和大腿对齐，持续 5 秒。

（4）放下左腿，恢复至图 3-5D 动作。

（5）向上抬起右腿，缓慢伸直，直至与躯干和大腿对齐，保持 5 秒。

（6）放下右腿，恢复至图 3-5F 动作。

（7）左右交替锻炼，每侧 5 ~ 6 次。

4. 动作要领与防伤要点

（1）向上抬腿时注意背部用力，头颈部放松，防止颈部肌肉因过度紧张而受伤。

（2）在做图 3-5C、图 3-5E 动作时，保持骨盆不要倾斜或旋转，核心肌群发力，确保动作标准，预防腰部损伤。

（3）在做动作过程中，保持躯干稳定，背桥时，如支撑不住，可恢复准备姿势休息 3 ~ 5 秒，防止髋关节损伤。

（4）在髋关节向上过程中，身体重心向头颈部移动，避免身体重心落到颈部，从而造成损伤。

（四）掌膝交替撑地

1. 动作目的

增强核心稳定性、骨盆稳定性，以及伸髋肌群、腹内斜肌和腹外斜肌的力量。还可锻炼股二头肌、大收肌、臀大肌、臀中肌、三角肌、腹直肌、腹横肌、腹内斜肌、阔筋膜张肌、长收肌和股直肌等。

2. 动作节奏

适中。

3. 动作步骤

见图 3-6 和图 3-7。

（1）准备姿势：双手和双膝着地，双手分开距离与肩同宽，腹部收紧。

（2）保持身体呈一个平面，慢慢抬起右手同时抬起左腿，直到两者与地面平行，且与身体形成一个平面，持续 5 秒。

（3）恢复准备姿势。

（4）慢慢抬起左手同时抬起右腿，直到两者与地面平行，且与身体形成一个平面，持续 5 秒。

（5）左右交替锻炼，重复 1 分钟。

4. 动作要领与防伤要点

（1）在做图 3-6B、图 3-6D 动作时，骨盆不要前倾、后倾和旋转，要保持稳定，避免腰部损伤。

（2）在做动作过程中，避免塌腰，腰部和腹部要保持紧张状态，以维持躯干稳定。

（3）如有腕管综合征、腰背痛和跪位膝关节疼痛等情况，不要做此动作。

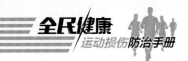

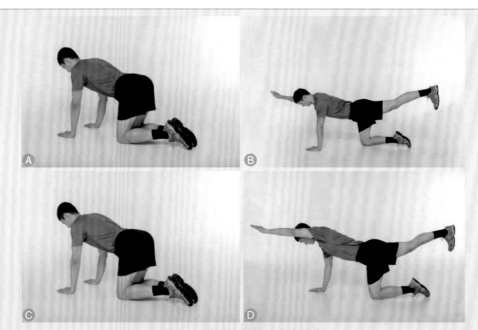

图 3-6 掌膝交替撑地动作示范

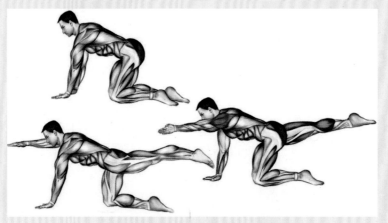

图 3-7 掌膝交替撑地动作肌肉透视解剖

第四章

肌肉力量锻炼

提到肌肉力量锻炼，运动人员第一时间会想到使用杠铃、哑铃和各种其他器械进行锻炼。的确如此，肌肉力量锻炼的目的就是增强肌肉力量，是通过施加负荷来改善身体功能和形态的一种手段。

一、肌肉力量锻炼作用

经过肌肉力量锻炼，可增强弹跳力，加快跑步速度，提高运动效果和运动量。

二、肌肉力量锻炼效果

1. 增强体质。

2. 提高整体身体素质基础的力量和爆发力。

3. 增强肌肉耐力。

4. 增强骨骼强度。

5. 增强功能性肌肉含量。

6. 增强身体活力。

三、肌肉力量锻炼动作

（一）深蹲跳

1. 动作目的

强化正确的跳跃姿势和落地感觉，锻炼平衡和协调能力，提高爆发力。

2. 动作节奏

适中。

3. 动作步骤

见图4-1。

（1）准备姿势：双手叉腰站立，双脚与肩同宽。

（2）下蹲，脚跟触地，上身前倾，双臂伸直向地面，双手触地。

（3）用力跳向空中，手臂向前挥动，并奋力举过头顶，手掌向内。

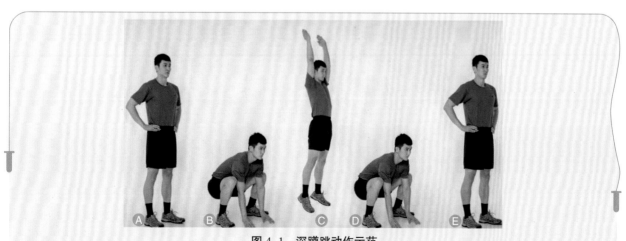

图4-1　深蹲跳动作示范

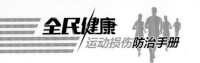
（4）重复图 4-1B 动作。

（5）恢复准备姿势。

4. 动作要领与防伤要点

（1）在准备姿势时，应收紧腹部，稳定躯干。

（2）在做图 4-1B、图 4-1C 动作时，保持背部挺直，目视前方。

（3）在做图 4-1C 动作时，双臂应完全伸展过头顶，躯干和腿也应挺直。

（4）在每次落地时，双脚应向前移动，保持与肩同宽的距离，并从脚掌到脚跟"软落地"。

（5）在每次着地时，肩膀、膝盖到脚掌之间，都应保持成一条直线垂直于地面。

（二）V 字起身

1. 动作目的

锻炼腹部和髋部屈肌，提高身体平衡性。

2. 动作节奏

中等。

3. 动作步骤

见图 4-2 和图 4-3。

（1）准备姿势：仰卧，手臂放在地上，外展 45 度，手掌向下，下巴收起，头离地面 10 厘米。

（2）抬起腿和躯干，使腿和躯干尽可能挺直，形成"V"字形，必要时使用手臂。

（3）恢复准备姿势。

（4）重复图 4-2B 动作。

（5）恢复准备姿势。

4. 动作要领与防伤要点

（1）在准备姿势时，收紧腹部，使骨盆倾斜，背部朝地面倾斜。

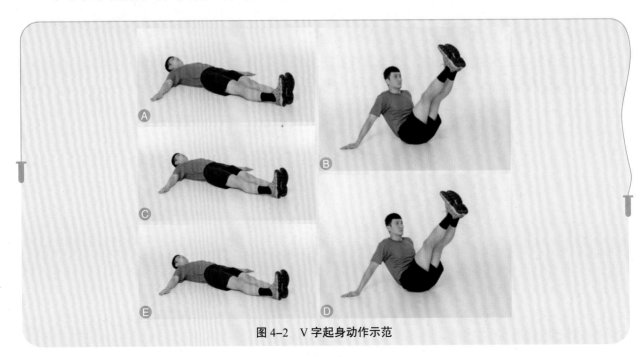

图 4-2 V 字起身动作示范

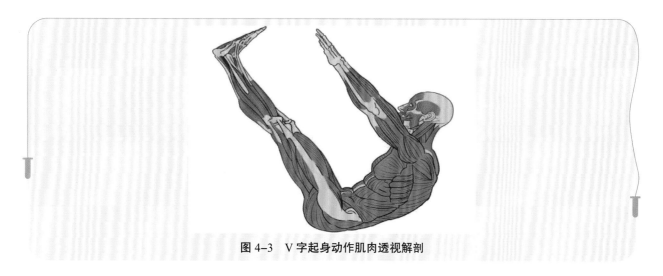

图4-3　V字起身动作肌肉透视解剖

（2）在做图4-2A、图4-2C动作时，膝关节和躯干要伸直。

（3）在做图4-2B、图4-2D动作时，用一种受控制的方式把腿放低，以免伤到脚。

（4）为了保护脊柱，不要把腿和躯干僵硬挺直而形成"V"字形。

（三）模拟登山

1. 动作目的

锻炼双腿从前倾斜位到休息位的能力。

2. 动作节奏

温和。

3. 动作步骤

见图4-4和图4-5。

（1）准备姿势：身体前倾，左脚在胸部和双臂之间。

（2）用脚向上推，快速改变腿的位置。

（3）恢复准备姿势。

（4）重复图4-4B动作。

（5）恢复准备姿势。

4. 动作要领与防伤要点

（1）手指伸开，上臂伸直，两手分开与肩膀同宽，手指伸直（中指指向前方），肘关节注意伸直，不要弯曲。

（2）在做动作过程中，大腿不要接触腹部，保持腹部用力，不要抬高臀部和腰部。

（3）在做动作过程中，身体应保持紧张。

（4）身体沿一条轴线进行原地前进和后退，避免有障碍物阻挡。

（四）坐姿伸屈腿

1. 动作目的

增强下肢力量，提高下肢的灵活性、协调性和平衡性。

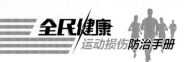

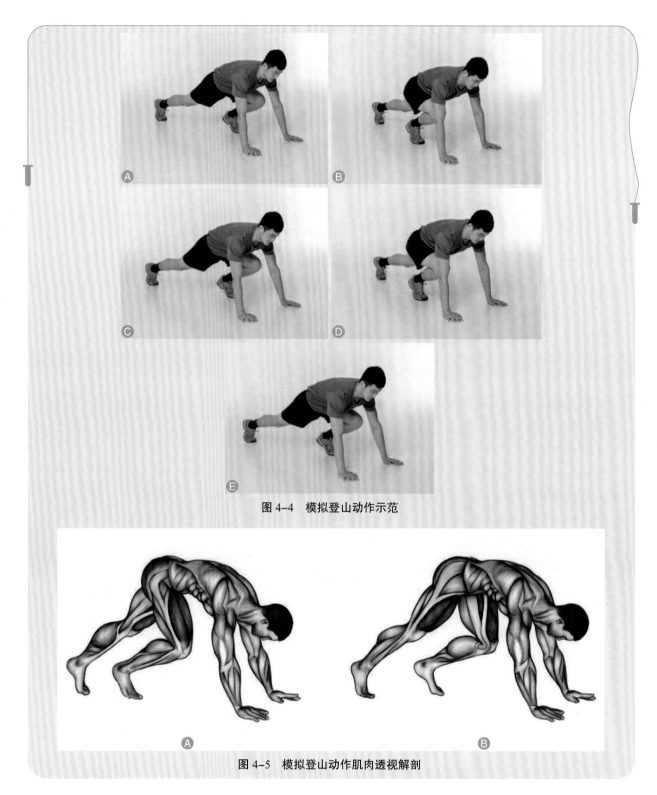

图 4-4　模拟登山动作示范

图 4-5　模拟登山动作肌肉透视解剖

2. 动作节奏

适中。

3. 动作步骤

见图 4-6。

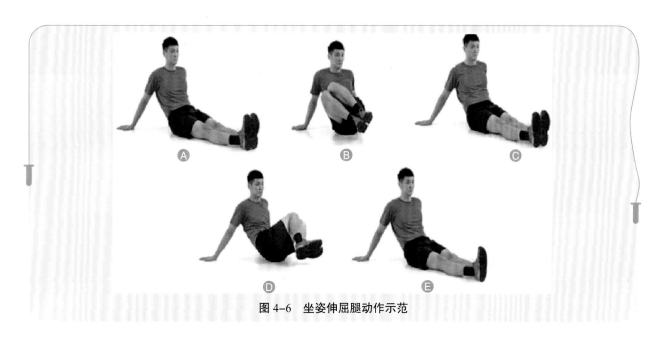

图 4-6　坐姿伸屈腿动作示范

（1）准备姿势：坐位，躯干挺直向后倾斜 45 度，手臂伸直撑住地面，双手向后倾斜 45 度，手掌向下，双腿笔直伸展到离地面约 20 厘米。

（2）抬起双腿，向左侧臀部旋转，把膝盖向左肩拉。

（3）恢复准备姿势。

（4）相反方向重复图 4-6B 动作。

（5）恢复准备姿势。

4. 动作要领与防伤要点

（1）在准备姿势时，应收紧腹部、稳定躯干。

（2）时刻保持双腿和膝盖并拢。

（3）在做图 4-6B、图 4-6D 动作时，头部和躯干保持静止，双腿移动。

（4）在做图 4-6B、图 4-6D 动作时，两腿弯曲，使小腿与躯干平行。

（五）单腿俯卧撑

1. 动作目的

增强胸部、肩膀、手臂、腰部和躯干的肌肉力量。

2. 动作节奏

中等。

3. 动作步骤

见图 4-7。

（1）准备姿势：身体前倾，双臂伸直，手掌撑地。

（2）弯曲肘部，降低身体，直到上臂平行于地面，并将左腿抬离地面 20 ～ 25 厘米。

（3）恢复准备姿势。

（4）重复图 4-7B 动作，将右腿抬离地面 20 ～ 25 厘米。

（5）恢复准备姿势。

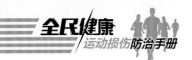

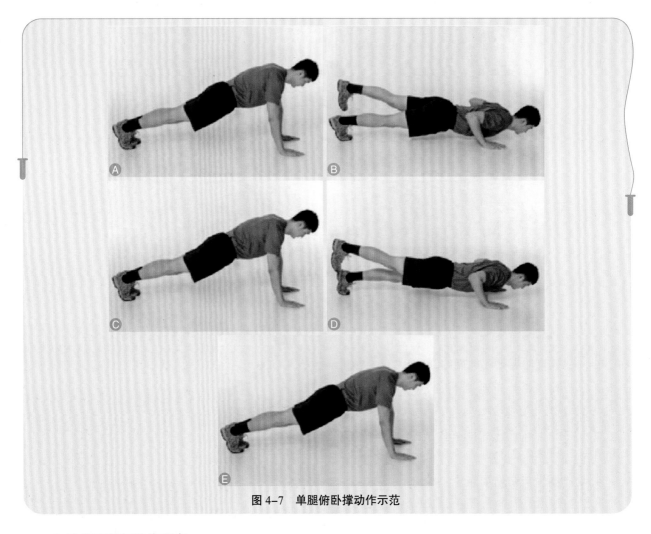

图4-7 单腿俯卧撑动作示范

4. 动作要领与防伤要点

（1）勿在准备姿势时抬高腿部，以免损伤手和腕关节。

（2）也勿将腿抬至高于与躯干水平对齐的位置，否则可能会对背部造成不必要的压力，损伤腰背部肌肉。

（六）仰卧骑车

1. 动作目的

增强腹部肌肉力量并控制躯干旋转。

2. 动作节奏

慢速计数。

3. 动作步骤

见图4-8。

（1）准备姿势：仰卧，双手放在头后。臀部、膝盖和脚踝呈90度弯曲，小腿平行于地面，头部离开地面。

（2）左膝向胸部弯曲，并将躯干向左旋转，尝试用左侧大腿接触右肘。随着左膝抬起，右腿伸展。

（3）恢复准备姿势。

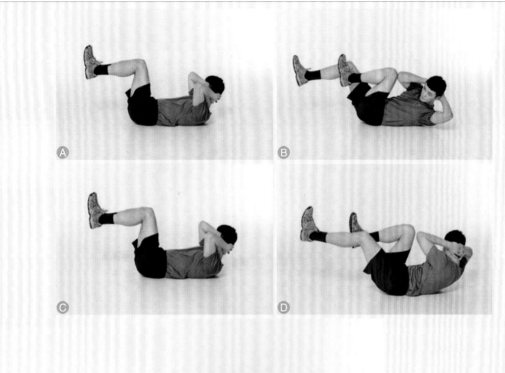

图 4-8　仰卧骑车动作示范

（4）右膝向胸部弯曲，并将躯干向右旋转，尝试用右侧大腿接触左肘。随着右膝抬起，左腿伸展。

（5）恢复准备姿势。

4. 动作要领与防伤要点

（1）在准备姿势时，确保双手放在头后，而不是放在颈后。

（2）在做动作过程中，保持腹部不动。

（3）在做图 4-8B、图 4-8D 动作时，尝试完全伸出一条腿，并使另一条腿的膝部靠近肘部。

（4）在做图 4-8A、图 4-8C 动作时，不要猛拉脖子或用力拱起背部。

（七）陆地游泳

1. 动作目的

增强腰部和肩部的肌肉力量，并促进四肢的协调。

2. 动作节奏

缓慢。

3. 动作步骤

见图 4-9。

（1）准备姿势：俯卧，手臂向前伸展，掌心向下，脚趾指向后方。

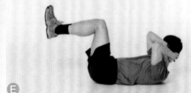

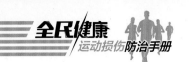

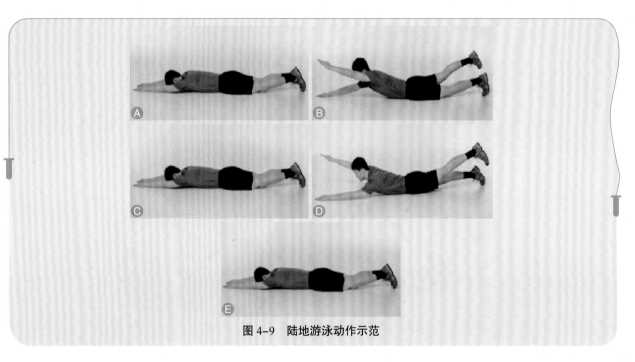

图4-9　陆地游泳动作示范

（2）左臂和右腿抬高5～10厘米，背部微微拱起，眼睛向前看。

（3）恢复准备姿势。

（4）右臂和左腿抬高5～10厘米，背部微微拱起，眼睛向前看。

（5）恢复准备姿势。

4.动作要领与防伤要点

（1）在做动作过程中，保持腹部、臀部和脚面紧绷。

（2）在做图4-9B、图4-9D动作时，应稍微抬起头，眼睛向前看。

（3）不要直接从图4-9B动作到图4-9D动作。

（八）俯卧下蹲起跳

1.动作目的
结合下蹲推力和俯卧撑的功能性运动，以发展全身力量、耐力和活动能力。

2.动作节奏
中等。

3.动作步骤
见图4-10和图4-11。

（1）准备姿势：站立，下蹲。

（2）双腿向后推至前倾斜静止位置。

（3）弯曲肘部，降低身体，直到上臂平行于地面。肘部应指向后方。

（4）下蹲，脚跟触地，上身前倾，双臂伸直向地面，双手触地。

（5）用力跳向空中，手臂向前挥动，并用力举过头顶，手掌向内。

（6）恢复准备姿势。

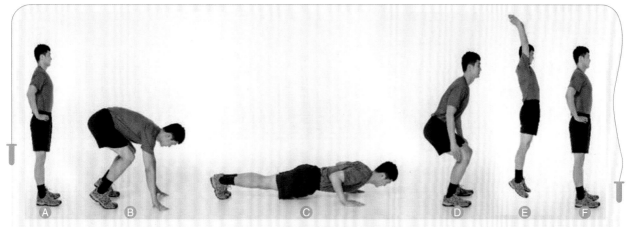

图 4-10 俯卧下蹲起跳动作示范

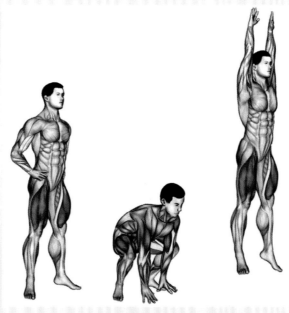

图 4-11 俯卧下蹲起跳动作肌肉透视解剖

4. 动作要领与防伤要点

（1）为保持躯干下垂，在准备姿势时收紧腹部，并在做动作过程中保持这种收缩状态。

（2）下蹲时力量集中于腰部，手指伸直，中指指向前方。

（九）单腿拉伸

1. 动作目的

提高下背部和下肢的力量、耐力、灵活性和柔韧性。

2. 动作节奏

缓慢。

3. 动作步骤

见图 4-12。

（1）准备姿势：双手叉腰站立，双脚与肩同宽。

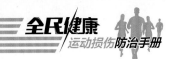

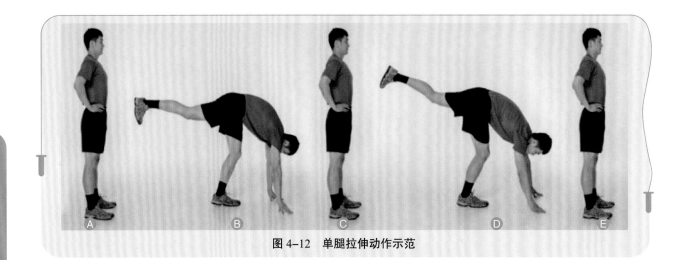

图 4-12　单腿拉伸动作示范

（2）左脚不动，左腿稍弯曲，腰部向前弯曲。上身前倾向地面，同时向后抬起右腿。

（3）收紧臀部，上身抬起，恢复准备姿势。

（4）右脚不动，右腿稍弯曲，腰部向前弯曲。上身前倾向地面，同时向后抬起左腿。

（5）恢复准备姿势。

4. 动作要领与防伤要点

（1）在做图 4-12B、图 4-12D 动作时，手保持在肩膀前下方，手指伸直（中指指向前方），肘部伸直，不僵硬。

（2）保持背部的自然弧度。

（3）为防止躯干下垂，在做动作过程中，收紧腹部。

（4）站立时头部与脊柱对齐，眼睛看向身体前方约 20 厘米处。

（5）在做图 4-12B、图 4-12D 动作时，应保持脚跟不离地面。

（十）抱膝跳

1. 动作目的

提高全身的协调性、平衡性和下肢的爆发力。

2. 动作节奏

快速。

3. 动作步骤

见图 4-13。

（1）准备姿势：双手下垂站立，双脚与肩同宽。

（2）半蹲，双臂向后伸，然后向上跳跃，双臂向前伸，双手抱膝盖，将膝盖拉向胸部。

（3）半蹲姿势落地。

（4）恢复准备姿势。

4. 动作要领与防伤要点

（1）在做图 4-13B、图 4-13D 动作时，不要转动背部，保持头部正直，眼睛向前看。

（2）如果节奏较慢，便无法保证动作的准确，也没有足够的时间保证跳跃和落地动作的正确。因此，在做图 4-13C 动作时，每一次跳跃都要快速。

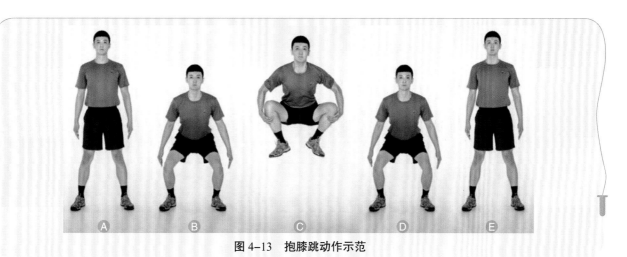

图 4-13 抱膝跳动作示范

（3）在每次落地时，双脚应向前移动，保持与肩同宽的距离，并从脚掌到脚跟"软落地"。

（4）在每次着地时，肩膀、膝盖到脚掌之间，都应保持成一条直线垂直于地面。

（十一）半蹲跳

1. 动作目的
提高腿部的协调性、平衡性和爆发力。

2. 动作节奏
适中。

3. 动作步骤
见图 4-14。

（1）准备姿势：首先跨立，然后半蹲，背挺直，将手臂放在身体两侧，肘部弯曲成 90 度，手掌朝前。

（2）保持半蹲并向前跳。

（3）保持半蹲并向后跳。

（4）重复上述动作。

（5）保持半蹲并向前跳，恢复准备姿势。

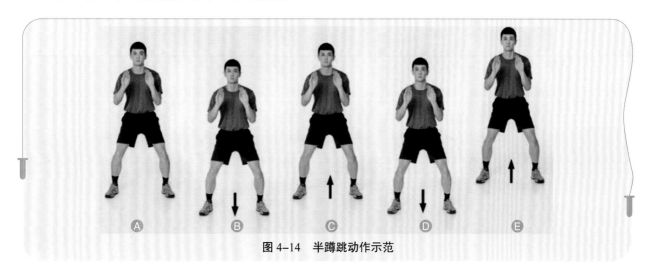

图 4-14 半蹲跳动作示范

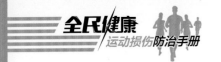

4. 动作要领与防伤要点

（1）在准备姿势时，应收紧腹部，稳定躯干。

（2）在做动作过程中，应抬头，眼睛向前看。

（3）在每次落地时，双脚应向前移动，保持与肩同宽的距离，并从脚掌到脚跟"软落地"。

（4）在每次着地时，肩膀、膝盖到脚掌之间，都应保持成一条直线垂直于地面。

（十二）单杠引体向上

1. 动作目的

增强上肢屈肌和肩部肌群力量，提高克服自身体重的能力。

2. 动作节奏

适中。

3. 动作步骤

见图4-15。

（1）双手张开，比肩部稍宽，正握单杠，背部挺直，下背部呈反弓形，手臂伸直，目视前上方；掌心向外握紧单杠，双臂协同向上用力，屈臂引体至下颌超过杠面。当以这种姿势引体向上时，肱二头肌和背阔肌会得到很好的锻炼。掌心向外引体向上被认为是最难的自重引体向上方式。

（2）启动后胸部尽量向上，肩膀塌下去，引体过程中想象着是用胸部去"迎"单杠，而不是把下巴往单杠上伸。

（3）动作一定要全，上到至少下巴超过单杠，下放到手臂完全伸直，肩膀放松。

4. 动作要领与防伤要点

（1）在做动作过程中，不要仰头挺胸，使身体成后仰姿势。

（2）下杠时注意保护脚踝，避免摔伤。

（十三）双杠臂屈伸

1. 动作目的

增强胸肌、肱三头肌、三角肌（前束）、背阔肌和斜方肌等肌肉的力量。

2. 动作节奏

适中。

3. 动作步骤

见图4-16。

（1）双手分别握杠，两臂支撑在双杠上，头正、挺胸、顶肩，躯干、上肢与双杠垂直，屈膝后小腿交叠于两脚的踝关节部位。

（2）肘关节慢慢弯曲，同时肩关节伸屈，使身体逐渐下降至最低位置。

（3）稍停片刻，两臂用力撑起。

4. 动作要领与防伤要点

（1）下放的速度要慢，并尽量降低身体。

（2）身体不可随意晃动，要保持平衡，以免损伤手、腕关节和肩关节。

（3）不要在身体的前后摆动中完成动作，以免损伤腕关节。

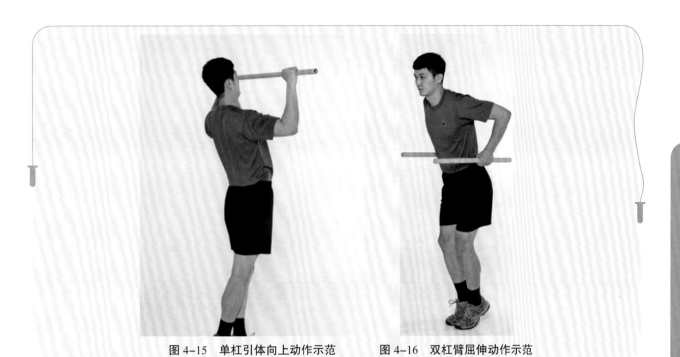

图 4-15 单杠引体向上动作示范　　图 4-16 双杠臂屈伸动作示范

（十四）卧推举

1. 动作目的

增强胸肌、三角肌（前束）、肘肌、肱三头肌、肱二头肌、前锯肌、喙肱肌和前臂肌群等肌肉的力量。

2. 动作节奏

适中。

3. 动作步骤

见图 4-17。

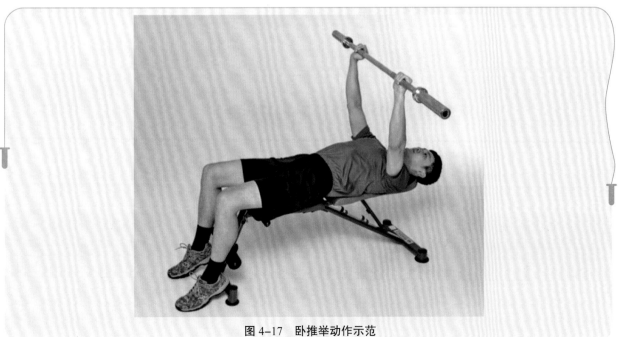

图 4-17 卧推举动作示范

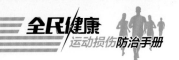

（1）仰卧凳上，两腿屈膝，两脚着地，双手正握杠铃，握距稍宽于肩，手臂伸直，头正颈直。

（2）吸气后慢慢放下杠铃至胸部。

（3）当杠铃轻轻接触胸部后，再将杠铃推起，同时呼气。

4. 动作要领与防伤要点

（1）手和腕关节保持紧张，避免造成腕关节损伤。

（2）在做动作过程中，尽量不要悬空而造成腰椎损伤。

（3）推举重量不宜过大，以免造成砸伤。

第五章

耐力锻炼

一、耐力锻炼目的

耐力一般通过跑步进行锻炼，以提高运动人员的整体身体素质。耐力锻炼在有氧与无氧系统之间交替进行。有氧耐力是通过长时间地进行低到中等强度的活动来提高的，无氧耐力则是通过短时间内进行高强度活动、休息，然后重复来提高的。单纯的有氧锻炼并不能完全满足运动人员对耐力和强度的需求。全民健康运动对整体身体素质的需求分析表明，对无氧耐力的需求比有氧耐力更高。全方位的耐力锻炼包括快速跑、持续跑和负重跑。

跑步锻炼分为个人锻炼和集体锻炼。锻炼阶段分为耐力初始锻炼、耐力强化锻炼和耐力维持锻炼等阶段。应全面提高运动人员的整体身体素质，增强其肺功能和耐力，以适应全民健康运动对耐力的需求。正确设计耐力锻炼计划，能使速度和耐力之间达到平衡，全方位提高整体身体素质，从而更好地完成运动任务，减少运动损伤的发生。

二、耐力锻炼方法

可通过表 5-1 所示方法进行耐力锻炼。有氧耐力水平可通过长时间和中、低强度的锻炼来提高；无氧耐力的提高则需要通过短时间和反复高强度的锻炼和休息交替进行。

表 5-1　耐力和动作技能锻炼（负荷）

锻炼内容	适应阶段	提高阶段	考核阶段	强化阶段	保持阶段
30/60 秒跑	重复 4 ~ 6 次	重复 6 ~ 8 次	重复 6 ~ 10 次	重复 10 ~ 15 次	重复 10 ~ 15 次负重或不负重
60/120 秒跑	重复 4 ~ 6 次	重复 6 ~ 8 次	重复 6 ~ 10 次	重复 6 ~ 10 次	重复 6 ~ 10 次
300 米往返跑	重复 1 次	重复 1 ~ 2 次	重复 1 ~ 2 次	重复 1 ~ 2 次	重复 1 ~ 2 次负重或不负重
山坡重复跑	无	重复 4 ~ 6 次 上坡	重复 6 ~ 8 次 上坡	重复 8 ~ 10 次 上坡	重复 8 ~ 10 次 上坡
能力分组跑	10 ~ 30 分钟	20 ~ 30 分钟	20 ~ 30 分钟	20 ~ 30 分钟	20 ~ 30 分钟
列队集体跑	20 ~ 30 分钟	20 ~ 30 分钟	30 分钟	30 分钟	30 分钟
散开全速跑	20 ~ 30 分钟	20 ~ 30 分钟	30 分钟	30 分钟	30 分钟
越野跑	无	20 分钟	20 ~ 30 分钟	20 ~ 30 分钟	20 ~ 30 分钟
徒步行进	2 ~ 15 公里	2 ~ 15 公里	10 公里或更少	10 ~ 30 公里	10 ~ 30 公里
强化障碍锻炼课程	无	重复 1 次	重复 1 次	重复 1 次	重复 1 次
耐力锻炼器械	无	无	20 ~ 30 分钟	20 ~ 30 分钟	20 ~ 30 分钟

三、耐力锻炼内容

耐力包含有氧耐力和无氧耐力。不管是有氧耐力锻炼还是无氧耐力锻炼，都要达到一个合适的心率，

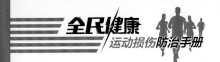

才能达到较佳的锻炼效果。保持合适的心率对于运动安全也很重要，不仅能够预防运动损伤，还能使心血管系统得到改善（心血管系统也只有在一定的运动强度刺激下才能得到改善，但这个强度又不能太高，否则会适得其反）。该合适的心率称为目标心率。

（一）目标心率

目标心率即身体在锻炼时保持的理想心率。任何年龄阶段和锻炼水平都应计算目标心率，如能使用心率监测器，将可从锻炼中获得最大收益。目标心率测算方法如下。

1. 记住安静时的脉搏数

可在颈部（锁骨上面）、腕部或直接在胸部摸到心跳，然后数 15 秒，再乘 4，就可知道自己安静状态下的心率。

2. 按年龄确定最高心率

一般来说，年龄越小心率越高。计算公式：男子最高心率 =205- 年龄；女子最高心率 =220- 年龄。国际一般用 220 减年龄所得值为最大心率。另一种计算公式为最大心率 =208-（0.7× 年龄）。

3. 确定有效的心率范围

对普通运动人员来说，最高心率的 60% ~ 85% 是合适且有效的心率范围。

（二）有氧耐力

有氧耐力也称有氧能力，是指长时间进行有氧供能的工作能力。有氧耐力锻炼的负荷强度为身体最大负荷强度的 75% ~ 85%，心率保持在 140 ~ 170 次 / 分，时间最少 5 分钟，一般在 15 分钟以上。

（三）锻炼形式

1. 最优的跑步形式

跑步形式因人而异，解剖变异导致各种生物力学表现，有些人的力学表现是标准的，但有些人不是标准的。如果试图严格按照一个力学标准锻炼，则可能造成更多的损伤。然而，有些基本指导原则可在不改变自然步伐的情况下提高跑步效率。

一般来说，所有类型的跑步形式和技术都是固定的。图 5-1 是适应身体重要部位锻炼的最优跑步形式。

2. 动作示范

见图 5-1。

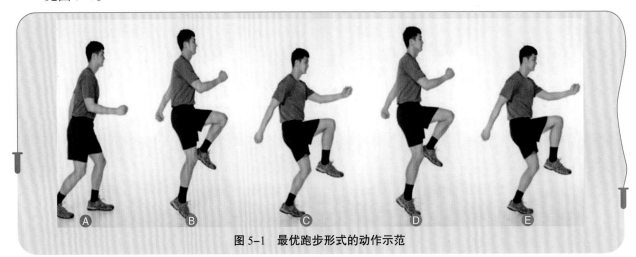

图 5-1 最优跑步形式的动作示范

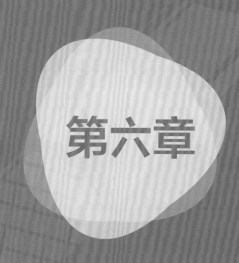

第六章

灵活性、柔韧性、协调性和平衡性锻炼

一、定义与概述

1. 灵活性
是指能够停止、启动、掉头和快速改变身体姿势的能力。

2. 柔韧性
是指关节及其周围肌肉的活动范围。柔韧性对于安全的、高效的运动至关重要。在身体放松活动中，循序渐进地、缓慢地、持续地进行伸展，也有助于提高柔韧性。

3. 平衡性
是指身体维持平衡的能力和在外力作用下，身体感受到外力并做出适当反应的能力。平衡是锻炼的重要组成部分，平衡性好会提高运动效果。

4. 协调性
是指身体在运动中，调节与综合身体各个部分动作的能力，集灵敏度、速度、平衡能力、柔韧性等多种身体素质为一体，充分反映了中枢神经对肌肉活动的支配和调节功能。在各项锻炼中，之所以说协调性锻炼最困难，是因为影响协调性的因素，除了遗传、心理和个性等因素外，还有肌力与肌耐力、技术熟练程度、速度与耐力、重心平衡、动作韵律、肌肉放松与收缩，以及柔韧性等因素。

综上所述，身体的灵活性、柔韧性、协调性和平衡性的锻炼从来就不是分隔开的，也不是只突出一项锻炼就可以达到预期目标的，而是需要进行科学合理的安排和组合。上述四项身体素质与力量、耐力的关系是灵活性、柔韧性、协调性和平衡性既建立在力量、耐力等身体素质之上，也促进力量、耐力等身体素质的提高，相互之间的关系是相辅相成的。

以下之所以对灵活性、柔韧性、协调性和平衡性锻炼分开介绍，是为了便于根据具体情况，灵活进行拆分和组合，以确保最佳的锻炼效果。

二、灵活性锻炼

（一）下蹲弯腰

1. 动作目的
增强力量、耐力，以及腰背部和下肢的稳定性、灵活性。

2. 动作节奏
缓慢。

3. 动作步骤
见图 6-1。

（1）准备姿势：双手叉腰站立。

（2）下蹲，腰部略前倾，头部向上，背挺直，双臂向前伸展，双臂与地面平行，手掌向内。

（3）起立，恢复准备姿势。

（4）向前弯腰，双手伸直，手掌向内伸向地面。

（5）起立，恢复准备姿势。

4. 动作要领与防伤要点
（1）在图 6-1A 动作结束时，肩部、膝部和脚踝保持在一条直线上，脚后跟着地，背部挺直。

（2）在做图 6-1B 动作时，膝部应超过脚趾，使膝部压力增加。

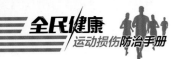

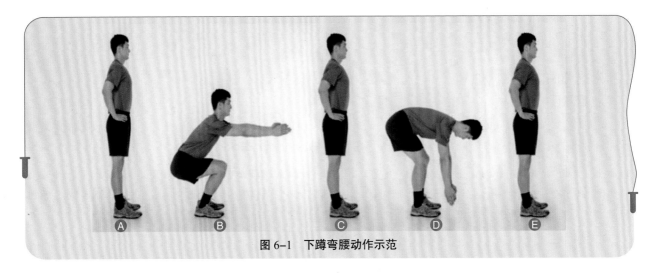

图 6-1　下蹲弯腰动作示范

（3）在做图 6-1D 动作时，向前弯腰，保持头部和脊柱水平，膝关节稍弯，保持背部与地面平行。

（4）在做图 6-1D 动作时，弯腰应缓慢，核心肌肉也应适度用力，避免腰部损伤。

（二）转身弓步

1. 动作目的
提高身体转动的灵活性。

2. 动作节奏
缓慢。

3. 动作步骤
见图 6-2。

（1）准备姿势：双手叉腰站立。

（2）身体左转 90 度，左脚以脚跟为轴旋转，右脚以脚尖为轴旋转。上身前倾（面向左边），同时用右手触地。左臂后伸，摆到身体左侧。

（3）起立，向右转，恢复准备姿势。

（4）身体右转 90 度，动作与前相同，方向相反。

（5）起立，向左转，恢复准备姿势。

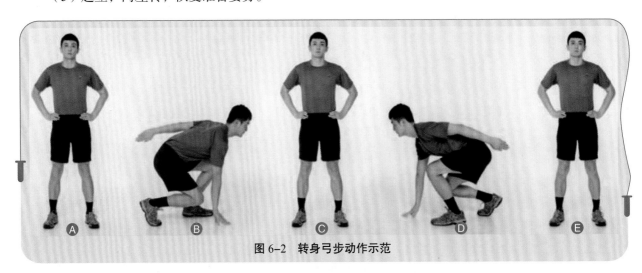

图 6-2　转身弓步动作示范

4. 动作要领与防伤要点

（1）在所有转向步骤中，先进行转向侧脚的旋转，后进行对侧脚的旋转。

（2）在做动作过程中，保持头部与脊柱在同一平面，以保护颈部不受损伤。

（3）在做图 6-2B、图 6-2D 动作时，身体呈向前冲状态，但手掌向下。

（三）25米往返跑

1. 动作目的
提高无氧耐力、下肢的速度和灵活性。

2. 动作节奏
快速。

3. 动作步骤
见图 6-3。

（1）准备姿势：双脚横向错开，左脚在前右脚在后，左脚不超越起跑线。右臂在前，左臂在后，肘部略弯曲。眼睛直视前方，膝关节稍弯曲。

（2）跑动：快速跑到 25 米处（图 6-3 中箭头 1 所示），左脚顺时针旋转，弯曲蹲下，用左手触地；快速跑回起跑线处（图 6-3 中箭头 2 所示），右脚逆时针旋转，用右手触地；快速跑到 25 米处（图 6-3 中箭头 3 所示）。

4. 动作要领与防伤要点

（1）在要触线前和变向前应放慢速度。

（2）在要触摸地面时要屈体下蹲。

（3）第 1 次用左手触地，第 2 次用右手触地。

（4）最后 25 米以最快速度冲刺。

（5）应避免在潮湿的地面上进行锻炼。

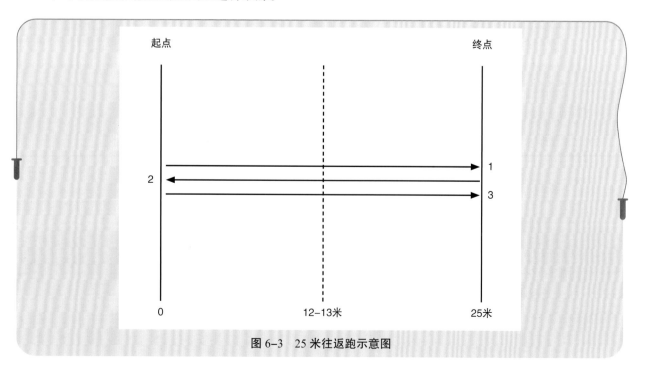

图 6-3　25 米往返跑示意图

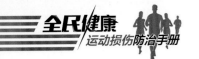

（四）伸臂下蹲

1. 动作目的

增强背部和下肢的力量、耐力和灵活性。

2. 动作节奏

缓慢。

3. 动作步骤

见图6-4。

（1）准备姿势：跨步站立，双臂举起，略外展，肩胛骨后拉，手掌向内。

（2）下蹲，手臂保持姿势不变，以便不让背部旋转。

（3）收紧臀部，起立，恢复准备姿势。

（4）重复图6-4B动作。

（5）恢复准备姿势。

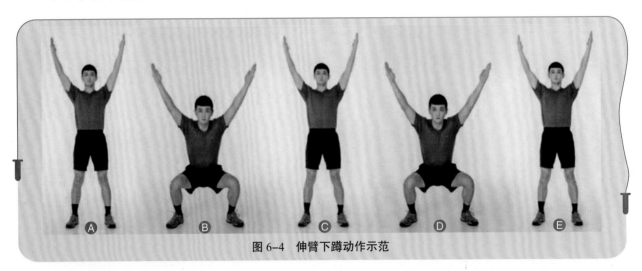

图6-4 伸臂下蹲动作示范

4. 动作要领与防伤要点

（1）在做图6-4B动作时，尽可能降低身体重心，不要扭动背部，保持肩膀后拉，手臂在头顶形成"Y"字形。

（2）收紧臀部，推动躯干向上，恢复准备姿势。

（3）在做动作过程中，脚跟始终保持在地面上。

三、柔韧性锻炼

（一）单腿横跨

1. 动作目的

增强髋部和下背部肌肉的柔韧性。

2. 动作节奏

适中。

3. 动作步骤

见图 6-5。

（1）准备姿势：仰卧，手臂横向伸展，掌心向下，头部着地。

（2）身体向右转，左膝弯曲至右腿呈 90 度，右手抓住左膝外侧，向右拉，持续 20 ～ 30 秒。

（3）恢复准备姿势。

（4）身体向左转，右膝弯曲至左腿呈 90 度，左手抓住右膝外侧，向左拉，持续 20 ～ 30 秒。

（5）恢复准备姿势。

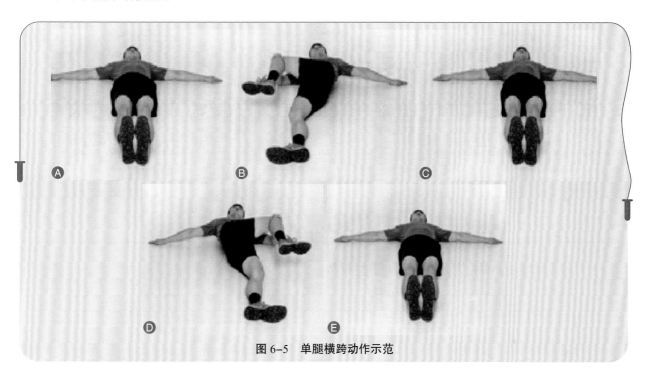

图 6-5　单腿横跨动作示范

4. 动作要领与防伤要点

（1）在准备姿势时，双臂伸直与躯干保持 90 度。

（2）手指尽量伸直。

（3）在做图 6-5B 动作时，保持左侧的肩、臂和手在地面上。

（4）在做图 6-5D 动作时，保持右侧的肩、臂和手在地面上。

（5）在做动作过程中，头部始终保持在地面上。

（二）拉臂

1. 动作目的

增强手臂、肩膀和躯干等部位肌肉的柔韧性。

2. 动作节奏

适中。

3. 动作步骤

见图 6-6。

（1）准备姿势：双手叉腰站立。

（2）左臂举过头顶，左手放在头部后面。右手握住左肘以上，向右拉，身体向右倾斜，持续20～30秒。

（3）恢复准备姿势。

（4）右臂举过头顶，右手放在头部后面。左手握住右肘以上，向左拉，身体向左倾斜，持续20～30秒。

（5）恢复准备姿势。

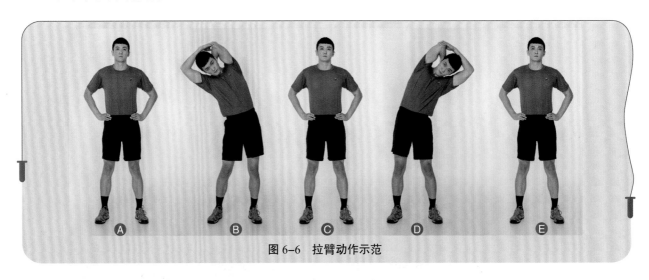

图6-6　拉臂动作示范

4. 动作要领与防伤要点

（1）在做动作过程中，保持臀部和腹部的紧绷。

（2）在做图6-6B、图6-6D动作时，身体要向一侧倾斜，而不是向前或向后倾斜。

（三）原地弓步

1. 动作目的

提高身体柔韧性和平衡性，增强弓步一侧的臀部和躯干力量，增强腿部力量。

2. 动作节奏

缓慢。

3. 动作步骤

见图6-7。

（1）准备姿势：双手叉腰站立。

（2）左腿向后伸直跨步，脚尖着地。

（3）恢复准备姿势。

（4）右腿向后伸直跨步，脚尖着地。

（5）恢复准备姿势。

4. 动作要领与防伤要点

（1）在做动作过程中，保持腹部紧绷和背部挺直。

（2）脚尖着地后，身体继续向下，以提高髋关节与躯干的灵活性和稳定性。

（3）在做图6-7B、图6-7D动作时，脚和臀部保持在一条直线上，脚尖向前。

（4）保持后腿挺直，但不要僵住。

（5）确保后脚的脚跟不触地。

（6）在做图6-7B、图6-7D动作时，要以缓慢的、可控的方式进行。节奏不要太快，否则就难以保证动作的准确性。

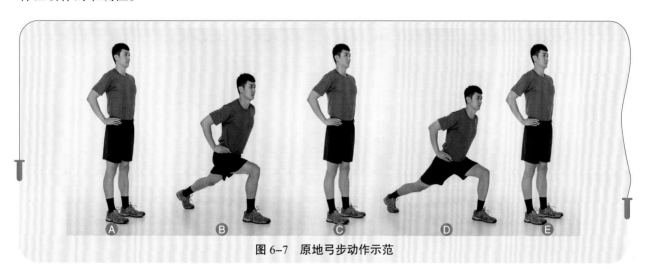

图6-7 原地弓步动作示范

（四）交替前踢

1. 动作目的

提高下肢与躯干的柔韧性、协调性和平衡性。

2. 动作节奏

适中。

3. 动作步骤

见图6-8。

（1）准备姿势：双手叉腰站立，双脚与肩同宽。

（2）左腿向前方抬高直到与地面平行，同时腰部向前弯曲，右臂前伸，右手触摸左脚，左臂后伸。

（3）恢复准备姿势。

（4）右腿向前方抬高直到与地面平行，同时腰部向前弯曲，左臂前伸，左手触摸右脚，右臂后伸。

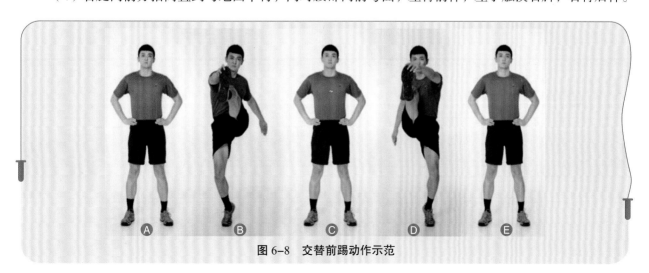

图6-8 交替前踢动作示范

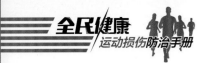

（5）恢复准备姿势。

4. 动作要领与防伤要点

（1）在准备姿势时，应收紧腹部，稳定躯干。

（2）在做图 6-8B、图 6-8D 动作时，应转动躯干触摸脚尖，并挺直背部。

（3）在做动作过程中，保持头部和眼睛向前。

（4）保持膝关节与地面平行，也可轻微弯曲。

（五）侧方下肢伸展

1. 动作目的

锻炼大腿前部和髋部屈肌的柔韧性。

2. 动作节奏

适中。

3. 动作步骤

见图 6-9。

（1）准备姿势：坐姿，双腿伸直，手掌放在地上。

（2）上身右转，将右前臂平放地上，垂直于胸部。右手在地上握拳，大拇指在上。左手抓住左脚踝，将左脚踝拉向左侧臀部，将左腿向后拉伸，右脚跟将左大腿向后推，持续 20 ～ 30 秒。

（3）恢复准备姿势。

（4）上身左转，将左前臂平放地上，垂直于胸部。左手在地上握拳，大拇指在上。右手抓住右脚踝，将右脚踝拉向右侧臀部，将右腿向后拉伸，左脚跟将右大腿向后推，持续 20 ～ 30 秒。

（5）恢复准备姿势。

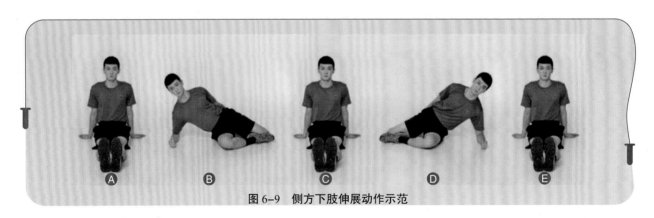

图 6-9　侧方下肢伸展动作示范

4. 动作要领与防伤要点

（1）在拉伸过程中，保持腹部紧绷和躯干挺直。

（2）在拉伸过程中，如果膝关节有不适，不要用力将脚后跟拉到臀部。

（六）伸展弯曲

1. 动作目的

锻炼髋部屈肌、腹肌、臀部、下腰部和小腿的灵活性。

2. 动作节奏

适中。

3. 动作步骤

见图 6-10。

（1）准备姿势：俯卧撑。

（2）身体中部下垂，下肢着地，双臂伸直撑地，头向上看，持续 20 ~ 30 秒。

（3）身体中部下垂，髋部着地，双臂屈肘撑地，头向前看，持续 20 ~ 30 秒。

（4）恢复准备姿势。

（5）膝关节微曲，抬高臀部，双腿伸直，尝试用脚后跟触地。头部与手臂成直线移动，与身体形成 "A" 字形。双脚并拢，持续 20 ~ 30 秒。

（6）恢复准备姿势。

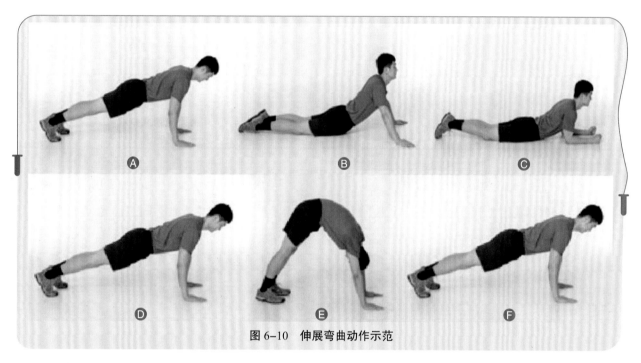

图 6-10　伸展弯曲动作示范

4. 动作要领与防伤要点

（1）在做图 6-10B 动作时，使大腿和骨盆贴地。放松背部肌肉，同时通过伸直的手臂承受体重，脚尖指向后方。

（2）在做图 6-10E 动作时，双腿绷直，手臂与肩同宽、分开撑地。放松肩部，双手向后推，与身体形成 "A" 字形。

（3）在做动作过程中，双脚始终并拢。

四、协调性和平衡性锻炼

（一）原地纵跳

1. 动作目的

强化正确的跳跃和落地技巧，提高协调和平衡能力，增强爆发力。

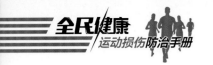

2.动作节奏

适中。

3.动作步骤

见图 6-11。

（1）准备姿势：双脚分开，与肩同宽，屈膝，屈髋，上身前倾，双臂后伸。

（2）手臂先向前摆动，原地轻跳，离地约 10 厘米。

（3）手臂再向后摆动，原地轻跳，离地约 10 厘米。

（4）手臂再次摆动，双臂摆动要过头顶，并尽最大力量原地纵跳。

（5）重复图 6-11B～图 6-11D 动作。在最后一次重复时，恢复准备姿势。

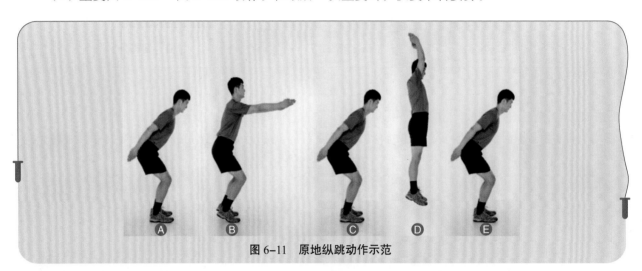

图 6-11　原地纵跳动作示范

4.动作要领与防伤要点

（1）在准备姿势时，肩膀、膝盖到脚掌之间，都应保持成一条直线垂直于地面。

（2）在做图 6-11B 动作时，两臂平行于地面。

（3）在做图 6-11D 动作时，手臂应完全伸展过头顶，躯干和腿也要挺直。

（4）在做图 6-11B、图 6-11C 动作时，跳跃距离地面约 10 厘米。

（5）在做图 6-11D 动作时，可跳得更高。

（6）在每次落地时，双脚应向前移动，保持与肩同宽的距离，并从脚掌到脚跟"软落地"。

（7）在每次着地时，肩膀、膝盖到脚掌之间，都应保持成一条直线垂直于地面。

（二）深蹲跃起

1.动作目的

强化正确的跳跃和落地技巧，提高协调和平衡能力，增强爆发力。

2.动作节奏

适中。

3.动作步骤

见图 6-12。

（1）准备姿势：双手叉腰站立，双脚与肩同宽。

（2）下蹲，脚跟触地，上身前倾，双臂伸直向地面，双手触地。

（3）用力跳向空中，手臂向前挥动，并用力举过头顶，手掌向内。

（4）重复图 6-12B、图 6-12C 动作。

（5）恢复准备姿势。

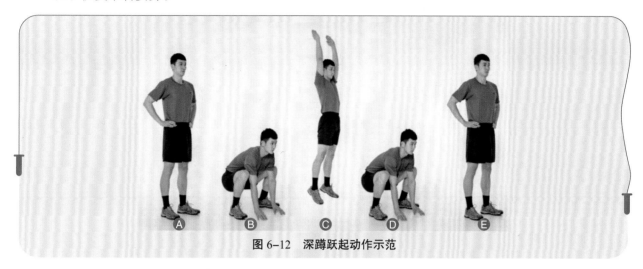

图 6-12　深蹲跃起动作示范

4. 动作要领与防伤要点

（1）在准备姿势时，应收紧腹部，稳定躯干。

（2）在做图 6-12B、图 6-12D 动作时，应保持背部笔直，目视前方。

（3）在做图 6-12C 动作时，双臂应完全伸展过头顶，躯干和腿也应挺直。

（4）在每次落地时，双脚应向前移动，保持与肩同宽的距离，并从脚掌到脚跟"软落地"。

（5）在每次着地时，肩膀、膝盖到脚掌之间，都应保持成一条直线垂直于地面。

（三）侧前跨步

1. 动作目的

提高腿部的协调性、平衡性和爆发力。

2. 动作节奏

适中。

3. 动作步骤

见图 6-13。

（1）准备姿势：跨立，手臂放在身体两侧。

（2）左腿抬高向左前 45 度跨出一步，同时摆动右臂前伸并屈臂，左臂后伸。

（3）右腿抬高向右前 45 度跨出一步，同时摆动左臂前伸并屈臂，右臂后伸。

（4）重复图 6-13B 动作。

（5）重复图 6-13C 动作。

（6）恢复准备姿势。

4. 动作要领与防伤要点

（1）在做动作过程中，身体不要转动，头部要保持正直，眼睛向前看。

（2）在前脚每次落地时，后脚要小步向前脚移动，不要拖地向前。

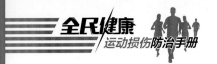

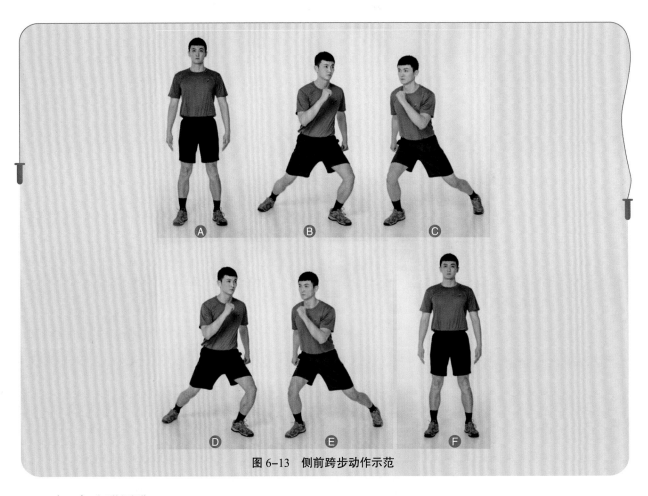

图 6-13 侧前跨步动作示范

（四）半蹲侧跳

1.动作目的

提高腿部的协调性、平衡性和爆发力。

2.动作节奏

适中。

3.动作步骤

见图 6-14。

（1）准备姿势：跨立。

（2）逐渐半蹲，背部挺直，手臂放在身体两侧，肘部弯曲成 90 度，手掌朝前。

（3）保持半蹲步，向左跳。

（4）保持半蹲步，向右跳。

（5）恢复准备姿势。

4.动作要领与防伤要点

（1）在准备姿势时，应收紧腹部，稳定躯干。

（2）在做动作过程中，不要转身，应抬头，眼睛向前看。

（3）在每次落地时，双脚应向前移动，保持与肩同宽的距离，并从脚掌到脚跟"软落地"。

（4）在每次着地时，肩膀、膝盖到脚掌之间，都应保持成一条直线垂直于地面。

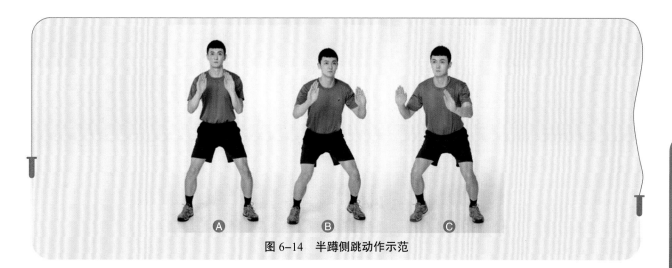

图6-14 半蹲侧跳动作示范

（五）爆发跨步跳

1.动作目的
提高协调性和跳跃能力，增强腿部力量，特别是增强踝、膝和臀的力量。

2.动作节奏
适中。

3.动作步骤
见图6-15。

（1）准备姿势：右脚在前站立。

（2）左脚向前迈一步，以左脚起跳和落地，同时右臂向前摆动，左臂向后摆动。

（3）恢复准备姿势。

（4）右脚向前迈一步，以右脚起跳和落地，同时左臂向前摆动，右臂向后摆动。

（5）恢复准备姿势。

4.动作要领与防伤要点
（1）慢速起动，每20米为一个区间，可提高跳跃的速度和高度。

（2）在跳跃时应逐步增加手臂摆动幅度，以获得更高的跳跃高度。

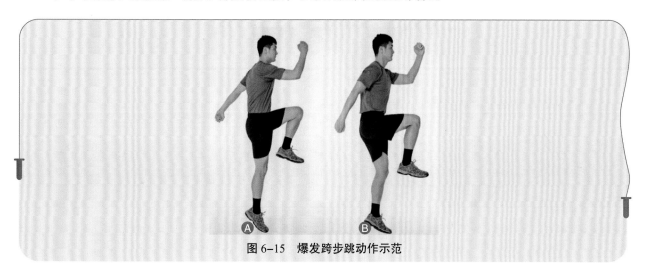

图6-15 爆发跨步跳动作示范

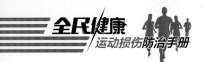

（3）手臂摆动应有力而平稳，前臂弯曲90度，后臂伸直。

（4）手臂的摆动方向是从前到后，而不是从一侧到另一侧。

（5）上臂向前方摆动的同时与地面平行。

（六）侧方步

1. 动作目的

提高下肢的协调性和横向移动能力。

2. 动作节奏

快速。

3. 动作步骤

见图6-16。

（1）准备姿势：半蹲，背部挺直，手臂分开在两侧，肘部弯曲90度，手掌向下。

（2）向左移动，右腿向左迈一步，到左腿的前部，然后左腿向左迈一步。

（3）恢复准备姿势。

（4）向右移动，左腿向右迈一步，到右腿的前部，然后右腿向右迈一步。

（5）恢复准备姿势。

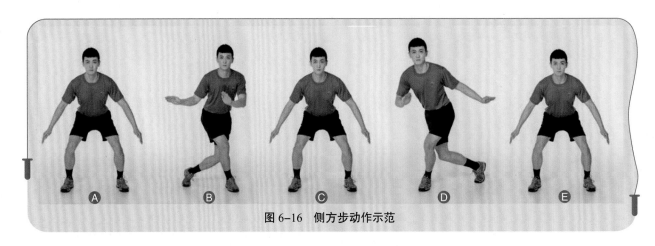

图6-16 侧方步动作示范

4. 动作要领与防伤要点

（1）快速起动，每20米为一个区间。

（2）每一步都要把脚抬起来，避免脚拖地。

（3）在半蹲的同时要保持背部挺直。

（4）保持躯干垂直于运动方向，臀部自然运动。

（七）陆地游泳

1. 动作目的

增强腰部、肩部和四肢的力量，提高身体的协调性。

2. 动作节奏

缓慢。

3. 动作步骤

见图 6-17。

（1）准备姿势：俯卧，手臂伸展，掌心朝下，脚趾指向后方。

（2）左臂和右腿抬高 5 ~ 10 厘米，背部微微拱起，眼睛向前看。

（3）恢复准备姿势。

（4）右臂和左腿抬高 5 ~ 10 厘米，背部稍微拱起，眼睛向前看。

（5）恢复准备姿势。

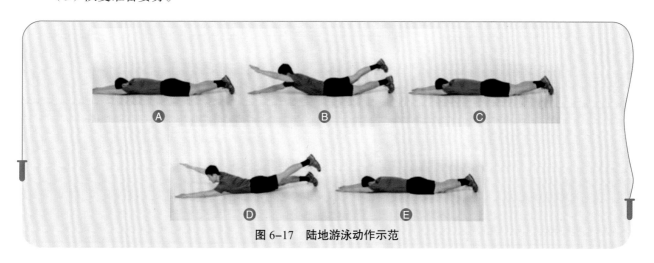

图 6-17　陆地游泳动作示范

4. 动作要领与防伤要点

（1）在准备姿势和做动作过程中，保持腹部和臀部的紧绷。

（2）在做图 6-17B、图 6-17D 动作时，应稍微抬起头，眼睛向前看。

（3）在做动作过程中，保持脚面绷直。

（4）不要直接从图 6-17B 动作到图 6-17D 动作。

（八）侧抬膝

1. 动作目的

增强腿部的协调性、平衡性和爆发力。

2. 动作节奏

适中。

3. 动作步骤

见图 6-18。

（1）准备姿势：双手叉腰站立，双脚与肩同宽。

（2）向左跳，左脚着地，同时将右膝向胸部拉。右手向右踝关节以下移动，左手接触右膝盖。

（3）恢复准备姿势。

（4）向右跳，右脚着地，同时将左膝向胸部拉。左手向左踝关节以下移动，右手接触左膝盖。

（5）恢复准备姿势。

4. 动作要领与防伤要点

（1）在准备姿势时，应收紧腹部，稳定躯干。

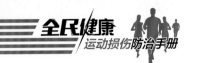

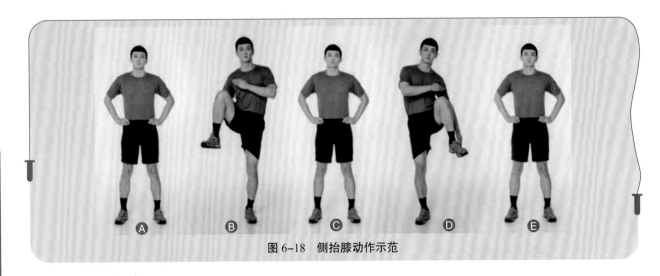

图 6-18　侧抬膝动作示范

（2）在做动作过程中，不要转身，应抬头，眼睛向前看。

（3）在每次落地时，双脚应向前移动，保持与肩同宽的距离，并从脚掌到脚跟"软落地"。

（4）在每次着地时，肩膀、膝盖到脚掌之间，都应保持成一条直线垂直于地面。

（九）交替前踢

1. 动作目的

提高下肢、躯干的柔韧性、协调性和平衡性。

2. 动作节奏

适中。

3. 动作步骤

见图 6-19。

（1）准备姿势：双手叉腰站立，双脚与肩同宽。

（2）左腿向前方抬高直到与地面平行，同时腰部向前弯曲，右臂前伸，右手触摸左脚，左臂后伸。

（3）恢复准备姿势。

（4）右腿向前方抬高直到与地面平行，同时腰部向前弯曲，左臂前伸，左手触摸右脚，右臂后伸。

（5）恢复准备姿势。

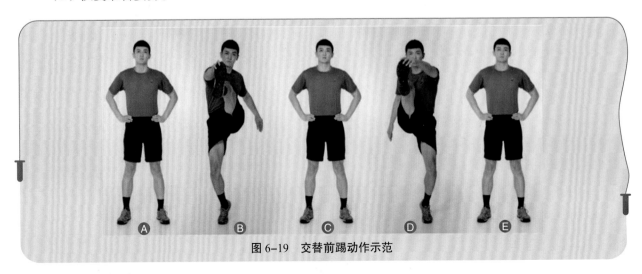

图 6-19　交替前踢动作示范

4.动作要领与防伤要点

（1）在准备姿势时，应收紧腹部，稳定躯干。

（2）在做图 6-19B、图 6-19D 动作时，转动躯干即可触摸脚尖，并应挺直背部。

（3）在做动作过程中，保持头部正直，眼睛向前看。

（4）膝关节保持与地面平行，也可轻微弯曲。

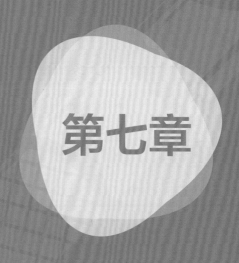

第七章

运动后的放松和恢复活动

运动后应进行至少 10 分钟的放松和恢复活动，利于消除疲劳，快速恢复，主要包括 7 个动作，如表 7-1 所示。

表 7-1　放松和恢复活动内容

动作名称	节奏与频率
手臂头上拉伸	缓慢，每侧持续 20 ~ 30 秒
后方弓步	缓慢，每侧持续 20 ~ 30 秒
屈曲和伸展	缓慢，每个姿势持续 20 ~ 30 秒
大腿伸展	缓慢，每侧持续 20 ~ 30 秒
单腿屈膝转腰	缓慢，每侧持续 20 ~ 30 秒
自然桩	缓慢，每次静站 5 ~ 10 分钟
八虚拍	适中，每个部位拍 30 秒

一、手臂头上拉伸

1. 动作目的
增强手臂、肩部和躯干的柔韧性。

2. 节奏和频率
缓慢，每侧持续 20 ~ 30 秒。

3. 动作步骤
见图 7-1 和图 7-2。

（1）准备姿势：双手叉腰站立。

（2）抬起左臂，左手放在头后面。用右手抓住左肘，向右拉，身体向右倾斜，持续 20 ~ 30 秒。

（3）恢复准备姿势。

（4）抬起右臂，右手放在头后面。用左手抓住右肘，向左拉，身体向左倾斜，持续 20 ~ 30 秒。

（5）恢复准备姿势。

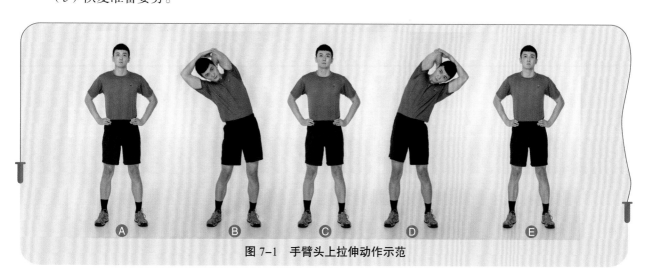

图 7-1　手臂头上拉伸动作示范

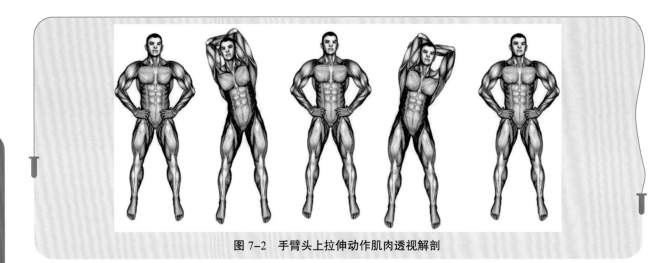

图 7-2 手臂头上拉伸动作肌肉透视解剖

4. 动作要领

（1）在做动作过程中，保持臀部和腹部紧绷。

（2）在做图 7-1B、图 7-1D 动作时，将身体向一侧倾斜，而不是向前或向后。

5. 防伤事项

无。

附：手臂头上拉伸的改进动作

可以通过减少活动的范围来改进这个动作，如从头顶上用另一只手握住手腕，而不是肘部；另一种改进动作是将手臂拉过胸前，如图 7-3。

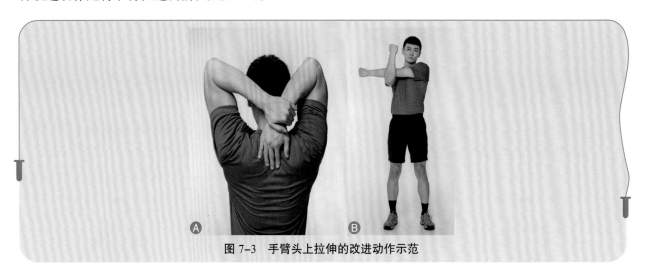

图 7-3 手臂头上拉伸的改进动作示范

二、后方弓步

1. 动作目的

增强腿部的力量，改善髋部和踝关节的柔韧性，促进身体平衡。

2. 节奏和频率

缓慢，每侧持续 20 ~ 30 秒。

3. 动作步骤

见图 7-4。

（1）准备姿势：双手叉腰站立。

（2）左脚向后蹬地，脚趾触地，持续 20 ～ 30 秒。

（3）恢复准备姿势。

（4）右脚向后蹬地，脚趾触地，持续 20 ～ 30 秒。

（5）恢复准备姿势。

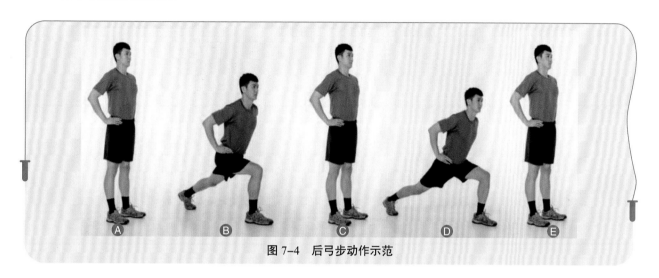

图 7-4 后弓步动作示范

4. 动作要领

（1）在做动作过程中，应挺直背部，绷紧腹部。

（2）当脚趾触地后，让身体继续下降，以提高臀部和躯干的灵活性。

（3）在做图 7-4B、图 7-4D 动作时，后腿伸直向后方，保持双脚尖向前，结束时两脚距离与肩平齐。

（4）后腿尽可能蹬直，但不要锁住。

（5）确保后脚的脚跟不接触地面。

5. 防伤事项

以慢节奏进行，避免节奏太快。不要让膝盖过度向前移动，防止损伤脚踝。

三、屈曲和伸展

1. 动作目的

增强腰部、腹部、髋部、小腿和踝部的柔韧性。

2. 节奏和频率

缓慢，每个姿势持续 20 ～ 30 秒。

3. 动作步骤

见图 7-5 和图 7-6。

（1）准备姿势：身体前倾，手掌和脚尖撑地。

（2）腰部下垂，髋部着地，手臂伸直，眼睛向上看，持续 20 ～ 30 秒。

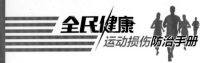

（3）恢复准备姿势。

（4）抬高臀部，双腿伸直，脚跟触地，头部与手臂保持一致，与身体形成"A"字形。保持双脚并拢，持续 20 ～ 30 秒。

（5）恢复准备姿势。

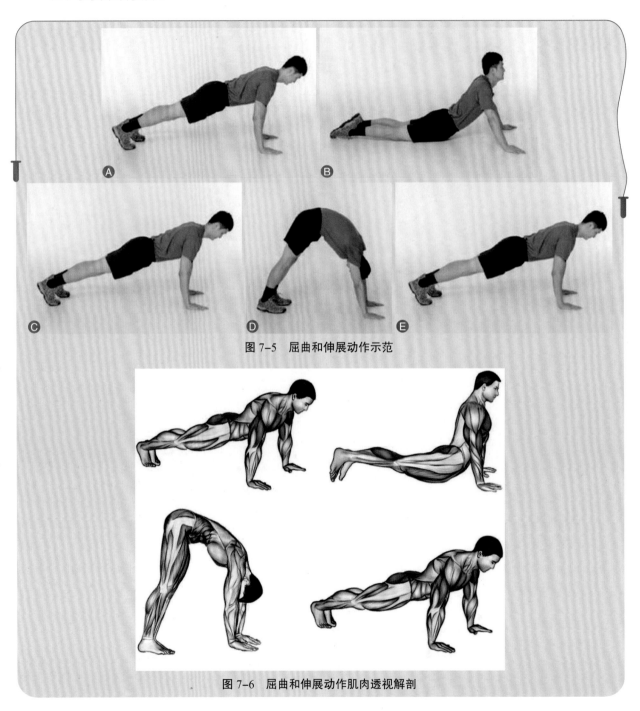

图 7-5　屈曲和伸展动作示范

图 7-6　屈曲和伸展动作肌肉透视解剖

4. 动作要领

（1）在做图 7-6B 动作时，大腿和骨盆在地面上休息，通过直臂来放松背部肌肉，脚趾指向后方。

（2）在做图 7-6D 动作时，双腿伸直，双臂与肩同宽，手向下，放松肩膀，用手向后推，与身体形成"A"字形。

（3）在做动作过程中，保持双脚并拢。

5. 防伤事项

无。

四、大腿伸展

1. 动作目的

增强腿和髋部的柔韧性。

2. 节奏和频率

缓慢，每侧持续 20 ～ 30 秒。

3. 动作步骤

见图 7-7 和图 7-8。

（1）准备姿势：坐位，手臂位于身体两侧，手掌着地。

（2）身体右倾，右前臂平放在地面上，肘部撑于地面，右手握拳，前臂垂直于胸部。左手抓住左脚踝，把左脚跟向臀部拉，然后把整个腿向后拉。右脚脚后跟将左大腿推到后侧，持续 20 ～ 30 秒。

（3）恢复准备姿势。

（4）身体左倾，左前臂平放在地面上，肘部撑于地面，左手握拳，前臂垂直于胸部。右手抓住右脚踝，把右脚跟向臀部拉，然后把整个腿向后拉。左脚脚后跟将右大腿推到后侧，持续 20 ～ 30 秒。

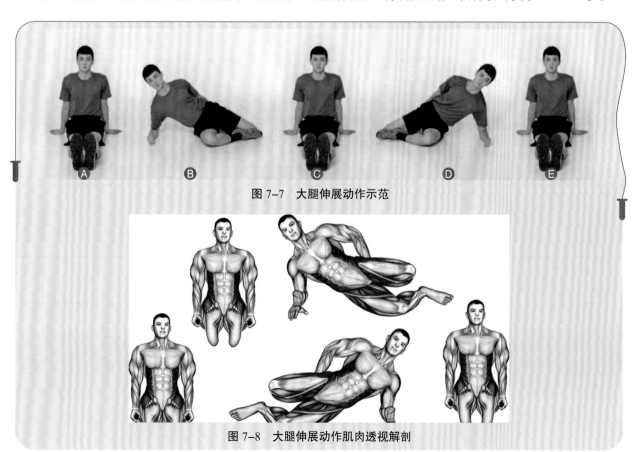

图 7-7　大腿伸展动作示范

图 7-8　大腿伸展动作肌肉透视解剖

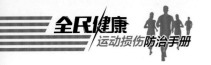

（5）恢复准备姿势。

4. 动作要领

（1）在做动作过程中，保持腹部紧绷和躯干挺直。

（2）如果膝关节有不适，不要用力将脚后跟拉到臀部。

5. 防伤事项

无。

五、单腿屈膝转腰

1. 动作目的

增强髋部和下背部肌肉的柔韧性。

2. 节奏和频率

缓慢，每侧持续 20 ~ 30 秒。

3. 动作步骤

见图 7-9 和图 7-10。

（1）准备姿势：仰卧，双臂展开成 90 度，置于身体两侧，掌心向下。

（2）身体向右转，左膝弯曲成 90 度，右手抓住左膝外侧，向右拉，持续 20 ~ 30 秒。

（3）恢复准备姿势。

（4）身体向左转，右膝弯曲成 90 度，左手抓住右膝外侧，向左拉，持续 20 ~ 30 秒。

（5）恢复准备姿势。

4. 动作要领

（1）在准备姿势时，手臂以 90 度的角度指向两侧，手指伸展。

（2）在做图 7-9B 动作时，保持左肩、手臂和手放在地面上。

（3）在做图 7-9D 动作时，保持右肩、手臂和手放在地面上。

（4）在做动作过程中，头部始终在地面上。

5. 防伤事项

无。

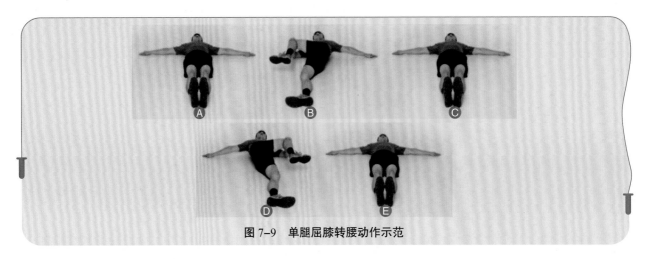

图 7-9　单腿屈膝转腰动作示范

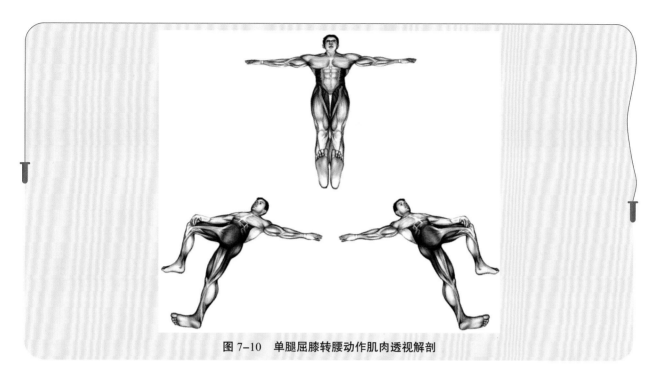

图 7-10　单腿屈膝转腰动作肌肉透视解剖

六、自然桩

1. 桩势

两脚平行分开，与肩同宽，身体自然站立，脊柱松直，头微上顶，下颌内收，两臂自然下垂于身体两侧，掌心向内，掌指向下，口轻闭，舌抵上颚，双目微闭（图 7-11）。

2. 要领

十趾抓地，足心含空，两腿微屈，敛臀松胯，含胸松腹，沉肩坠肘，精神集中，全身放松。

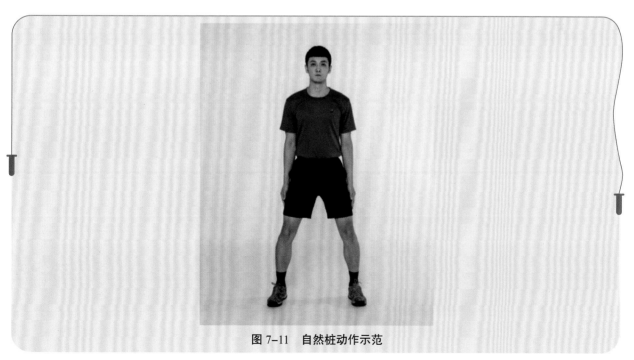

图 7-11　自然桩动作示范

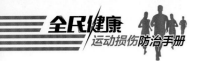

3. 呼吸

以鼻呼鼻吸，呼吸自然、均匀、缓慢、细长。

4. 意念

排除杂念，意念专一，使内气充盈，任内气自然周流全身，并达到身体内部的统一。

5. 要求

每次 5 ~ 10 分钟，每天 1 ~ 2 次。

6. 作用

培养元气，放松身体，稳固身体重心，端正身体姿态，增强腿部力量。

七、八虚拍

通过拍、打、敲两肘窝、两腋、两髀、两腘共 8 个关节弯曲处（图 7–12），每个部位拍 30 秒，起到驱走邪气的作用，使正气得以发挥，气血能正常运行。

1. 拍两肘窝

驱散心肺邪气病气。

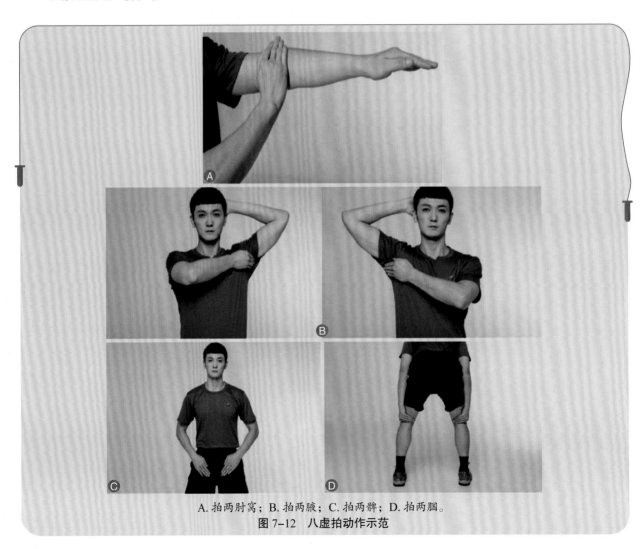

A.拍两肘窝；B.拍两腋；C.拍两髀；D.拍两腘。

图 7-12 八虚拍动作示范

2. 拍两腋

增强心脏和肝脏功能，让人平心静气。

3. 拍两髀

加速气血运行（两髀，即大腿内侧与小腹交接处的腹股沟部位）。

4. 拍两腘

强腰健腿。

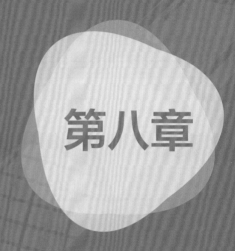

第八章

运动损伤防护相关事项

一、鞋子

穿合适的鞋子可有效预防运动损伤，还可使运动效果更加突出。关于鞋子的选择和使用，有以下几点建议。

1. 穿鞋和脱鞋时，应分别系紧鞋带和解开鞋带。

2. 确保鞋子号码合适且穿着舒适，不要穿不合脚的鞋子。

3. 鞋子的外观不如舒适度和合适度更加有意义。

4. 当鞋子出现可见的磨损，或跑了800千米（穿1年）时，可更换鞋子。

5. 选择最适合的而不是最贵的鞋子。

6. 最好在下午或傍晚购买或试穿鞋子，而不是在早上。因为下午或傍晚时的脚，是一天中最大的。

二、衣服

穿合适的衣服可有效预防运动损伤。关于衣服的选择和使用，有以下几点建议。

1. 如果在低能见度时进行运动，请确保佩戴反光材料标志，避免发生事故。

2. 衣服应舒适，颜色浅，在温暖的天气里应穿宽松衣服。

3. 应根据天气状况选择衣服，如寒冷天气时，可佩戴手套，并应戴上护耳帽以防冻伤。

4. 在运动或身体评估过程中，不得穿戴橡胶或塑料材质的衣服。

三、环境因素

避免在极热或极冷的天气下运动，可选择室内场所，以降低运动损伤的风险。

1. 避免在交通高峰时段，在繁忙的街道或高速公路附近运动。

2. 尽可能避免在运动前和运动时暴露于污染物中（包括烟草）。

3. 在炎热的天气下运动时，应使用防晒霜以免晒伤。

四、水分补充

运动前后要适当补充水分，避免发生电解质失衡。

1. 至少在运动前30～60分钟喝400～600毫升的水（约1瓶水）。

2. 在运动后，为解除口渴而喝水，可多喝一些。但避免喝含酒精的饮料、碳酸饮料或果汁饮料，因为这些饮料不适合用来补充水分。

3. 避免一次喝太多的水，以免引起水中毒。因此，一定要限制饮水量，每小时不超过1400毫升（约3瓶水）。

五、饮食

合适的营养对于保持健康也起着重要作用，良好的饮食习惯能提高运动能力。单一的饮食结构对健康不利，身体需要碳水化合物、蛋白质、脂肪、维生素、矿物质、膳食纤维和水才能保持健康。在饮食中，一定要补充每个类别的食物，以获得所需的全部营养素。

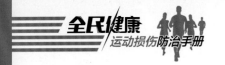

营养小建议

1. 每日摄取的食物至少三分之二应是谷物、蔬菜和水果类，不超过三分之一的食物为牛奶、低脂肉类或富含蛋白质的瘦肉。

2. 如果想减肥，可减少能量摄入（如减少油脂类食物的摄入），并增加运动，或减少 / 限制高脂、高糖和垃圾食物的摄入。

3. 如果需要增加体重，可进行阻力锻炼以增加卡路里消耗，从而达到增加肌肉而不是增加脂肪的目的。

4. 避免吃快餐食品或加工食品（如汉堡、香肠、薯条和其他油炸食品，以及点心、饼干等）。

5. 每天喝 8 ~ 10 杯水。

6. 如果觉得无法通过饮食来满足营养需求，可考虑每天服用多种维生素和矿物质补充剂，其含量不超过建议每天摄入量的 100%。

六、中暑

在炎热的天气下运动时，容易出现热痉挛、热衰竭或中暑等情况，若不能及时和正确地进行处置，可危及生命。

1. 热痉挛

肌肉抽搐、痉挛，主要集中在四肢和腹部。

2. 热衰竭

过度口渴、疲劳、协调性下降、出汗增多、皮肤湿冷、头晕、意识模糊。

3. 中暑

无出汗，可出现皮肤干燥、脉搏加快、呼吸急促、昏迷、惊厥、头晕或迷糊、意识丧失等症状。

一旦出现上述症状，应立即脱离炎热环境，进行紧急救治，并及时送医院治疗。

七、冻伤

在寒冷的天气下运动时，身体产生的热能容易低于丢失的热能，会造成体温降低。

1. 低温体征

战栗、判断力下降、言语不清、嗜睡、肌肉无力。

2. 冻疮

暴露于寒冷空气过久时，身体部位如鼻子、耳朵、脚或手的皮肤出现感觉异常（如坚硬或蜡质的麻木），且呈白色或灰黄色。

一旦出现上述症状，应立即脱离寒冷环境，进行紧急救治，并及时送医院治疗。

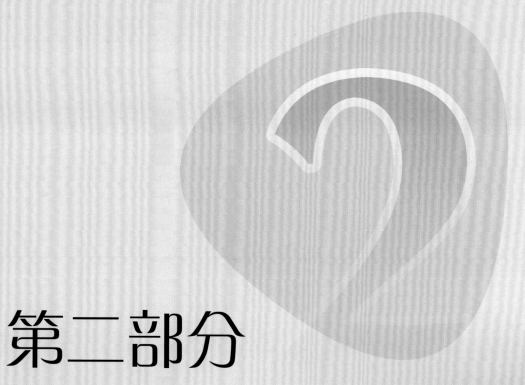

第二部分

诊疗篇

第九章

运动损伤概论

第一节 运动损伤基本知识

运动损伤简称运动伤，是在运动过程中，因为不合理、不规范的动作和不科学的方法，所导致的组织器官功能障碍或病理性改变。

一、损伤分类

按照运动损伤所属的身体系统或部位，可将运动损伤分为软组织、骨关节和器官损伤等3大类。软组织损伤包括擦伤、挫伤、撕裂伤、撕脱伤、急性腰扭伤、慢性腰肌劳损、腰椎间盘突出、肌腱炎、腱鞘炎、肌筋膜炎和滑膜炎等；骨关节损伤包括骨折、关节脱位和关节扭伤等；器官损伤包括颅脑、胸腔和腹腔脏器，以及眼、耳等器官的损伤。

二、致伤因素

第一，没有做好准备活动是发生运动损伤最常见的危险因素之一。例如，在运动前，热身活动不可少于10分钟，这是预防运动损伤、提高运动效果的重要措施之一。

第二，运动后没有进行放松活动也是运动损伤发生的原因之一。放松活动即人们所说的减速运动，是指运动后的肌肉及关节调整调节阶段，也是运动后的放松恢复阶段。身体从运动的紧张状态逐步放松到正常状态的过程，可以使肌肉、关节和重要器官得到充分的保护。

第三，躯体性疲劳和心理性疲劳，也是运动损伤发生的重要原因。疲劳积累会导致过度疲劳，早期表现为睡眠欠佳、食欲缺乏、头晕、无力、困倦和易激动等，进而导致运动效果下降和注意力涣散，在运动中如出现这些情况，非常容易发生运动损伤。

第四，运动场地不合适、医疗卫生保障不到位，以及防护工作准备不足等，也是运动损伤发生的相关因素。

第五，需要重视和加强肌肉力量、灵活性、柔韧性、协调性、平衡性及耐力、爆发力等基本身体素质的锻炼，是预防运动损伤的重中之重。

三、处理原则

争取早期发现，及时明确诊断，尽早彻底治疗，并进行适宜的功能康复锻炼。处理措施包括现场救治、早期治疗、手术治疗和功能康复锻炼等。

（一）现场救治原则

立即去除致伤因素，将患者安全搬移出受伤现场，医务人员应尽早明确诊断。现场救治包括必要的止血、包扎和固定等急救处理。处理目的主要是减轻疼痛、限制肿胀和阻止出血，以防止进一步损伤的发生。

（二）功能康复锻炼原则

1.尽量保持全身和未受伤部位的锻炼。

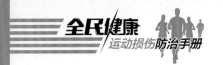

2. 已受伤部位合理安排锻炼内容和负荷量。

3. 采用个体化对待、循序渐进和分期进行的方法。

4. 加强锻炼时的医学监督。

四、科学预防

运动损伤预防应从不同阶段着手，制订相关计划，加强相关措施，以提高运动效果，降低运动损伤发生率。

1. 了解和掌握常见运动损伤的预防知识，制订科学合理的运动计划，推广运用科学的运动方法。

2. 运动前、后各进行 15 分钟的准备和放松活动，可有效预防运动损伤的发生，提高运动效果。

3. 不断完善和更新运动场地设施和器材，避免由客观因素导致的运动损伤。

4. 保证足够的睡眠时间（每天 6 小时以上）和充足的营养供给，以保障高质量地完成各项运动。

5. 加强运动中的医学监督，包括运动前的心理咨询和健康询问、运动中的医学监督和运动后的康复指导等。

第二节　循环训练法

循环训练法是根据运动的具体任务，建立若干运动站或运动点，运动人员按规定顺序、路线，依次循环完成每站（点）所规定的运动内容和要求的训练方法。在传统渐进原则的基础上强调循环意识，即在循环中体现渐进，是一种综合形式的运动方法，比较生动活泼，能有效提高运动人员的情绪和积极性。

一、作用价值

1. 可以在不增加体重的情况下强健肌肉、增强力量，加快新陈代谢的同时也加快了脂肪的消耗。

2. 能够有效减少身体损伤风险，帮助改善身体协调能力，增强信心和意志力。

二、方法内容

强调在单位时间(每日或每周)内,根据运动负荷的大小和特点,按照"小强度－大强度－小强度""上肢－下肢－上肢"和"室外－室内－室外"的循环规律和模式进行运动。

采用循环训练法的运动量可比常规锻炼的运动量增加 20%，因此也被称为强化循环训练法。通常以每日为小循环，每周为大循环，单位循环量可精确到每 2 小时为 1 个周期。

三、注意事项

运动强度的把握，要遵照运动由易到难的原则，使身体逐渐发热，让身体逐渐接受较难的运动，以免造成软组织、骨关节和器官的损伤。

第三节 运动性疲劳

运动性疲劳指的是身体的生理功能不能持续在一特定水平，或不能维持预定的运动强度。力竭是运动性疲劳的一种特殊形式，是指在疲劳时继续运动，直到软组织、骨关节和器官不能维持运动为止。

一、疲劳表现

运动性疲劳早期可表现为不愿参加运动、睡眠质量欠佳、食欲缺乏、头晕、无力、困倦和易激动等，进一步发展可导致运动效果下降。

运动性疲劳的神经系统功能改变会导致注意力涣散，在运动中容易发生意外损伤。

二、疲劳分类

运动性疲劳可分为躯体性疲劳和心理性疲劳。躯体性疲劳主要表现为运动能力的下降，而心理性疲劳主要表现为行为和情绪的改变。

躯体性疲劳又分为中枢性疲劳和外周性疲劳。中枢性疲劳是指缺乏动机，中枢神经系统的传递或募集发生改变。外周性疲劳包括接点传递、肌肉点活动和肌肉收缩活动等能力下降。

三、疲劳转归

运动性疲劳的转归有两个不同的方向。如果得到良好的休息，疲劳消除，运动能力就可以得到恢复。如果由于种种原因无法得到及时充分的休息，疲劳累积导致过度疲劳，甚至力竭，将导致运动损伤的发生。

四、科学预防

运动性疲劳的预防，最重要的是遵循运动医学原则，严格遵守生活作息制度，保证足够睡眠。通常运动周期内应保证每天睡眠 6 小时以上。

第四节 运动医学心理学

运动医学心理学是医学心理学与运动相结合而形成的一门交叉学科，是运动医学的重要分支。通过研究运动个体和群体的心理特点及其规律，并对运动中所发生的心理学问题提供医学指导或进行干预，从而提高运动能力，降低运动损伤的发生，并促使运动任务顺利完成。

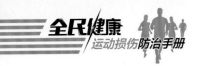

一、常见心理障碍

（一）焦虑

焦虑是一种常见的负性情绪，严重时可发展为焦虑性神经症，严重影响生活、学习和工作，患者可能因此始终感到处于痛苦之中而反复就诊。

影响运动效果的主要是现实性焦虑（或称心因性焦虑），是指人们面对现实场景时而产生的一种焦虑的心理状态。主要表现有两种：一种为精神性焦虑，突出表现为紧张不安、心神不宁、害怕、哭泣、情绪不稳，甚至惊恐等；另一种为躯体性焦虑，可产生躯体症状，如出汗、心悸、脸色苍白、尿频、腹痛、便意感，严重时肢体颤抖，甚至昏倒等。

焦虑症严重影响运动能力的发挥和运动技术的完成，甚至导致运动失能。

（二）忧郁

忧郁分为两类：一类为心因性忧郁，由较强的心理因素和负性生活事件等所致；另一类为病理性忧郁，即抑郁症，表现为无故的情绪低沉、兴趣索然、心灰意冷，甚至悲观厌世等。

上述症状可严重影响运动效果。

（三）强迫症

强迫症表现为难以控制地思索某个问题或重复某个动作，如反复关门、反复洗手等重复性动作，并难以克制地回忆灾难场面。自己明知这种想法和做法毫无必要，却无法进行有效控制，内心感到非常痛苦。不仅严重影响运动效果，而且可能对自身和亲友的安全造成严重影响。

（四）应激障碍

人们在面对突发事件，尤其是创伤事件时，会产生心理应激反应。应激障碍则是人们面对应激事件，不能进行有效的心理调适而发生的心理和行为的改变。

运动时所发生的损伤事件，是产生心理应激障碍最常见的原因。

二、心理障碍的防治

（一）支持性心理治疗

运用医学心理学的原则和技术给予心理支持。通过言语、行为及人际交往，进行情绪疏导和提升相关认识，增强战胜心理障碍的信心和能力，改善心理状态和行为模式。

1.治疗原则

启发患者对事物的性质和规律的正确认识，发挥其主观能动性，提高心理应激能力；增强患者的心理调节能力，消除运动中的消极情绪，调整紊乱的行为方式，以便更好地适应运动环境。

2.具体方法

（1）在建立信任的基础上，先用言语启发或暗示，鼓励患者对内心的痛苦体验进行倾诉，然后做出分析诊断，并根据痛苦产生的根源和形成的过程，促进患者正确认识的建立。

（2）激发和利用患者内心的有利因素，培养其自我领悟、自我认识和自我矫正的能力，引导认知活动朝着有利于解决问题的方向发展，促进患者病理性心理的转化。

（3）介绍解决心理适应不良的具体方法，并要求在实践中运用。

需要特别注意的是，对患者所采取的一切方法均应事先沟通，尽量做到具体、循循善诱，必要时要进行示范。理性教育是疏导的基础，在进行解释、说服、保证、劝告、制止、转移、暗示和说理等过程中，切实改善患者的心理状态，以解决其面临的心理问题。

（二）系统脱敏治疗

该疗法又称暴露疗法，是指把自身逐步暴露于引起恐惧反应的环境中，达到心理及躯体反应与外界环境的协调。适用于对某一运动或某一物体产生的恐惧、紧张、焦虑、心悸、出汗和颤抖等心理及躯体症状。

具体方法：指导和鼓励患者有意识地渐进性反复多次参与引起紧张、焦虑等心理反应的运动，或反复接触、触摸引起害怕和恐惧的物体，以逐步提高心理适应能力。

（三）药物治疗

若有严重心理障碍和运动心理适应不良，可适当使用抗抑郁药或抗焦虑药，如小剂量多塞平或苯二氮䓬类等。

新一代抗焦虑药丁螺环酮具有显著的抗焦虑作用，而没有镇静催眠作用，不影响用药者的认知功能，尤其适用于运动心理适应不良等心理障碍。

β受体阻滞剂——普萘洛尔，可以显著缓解焦虑的心理及躯体症状，从而提高患者的运动能力，适用于现实性焦虑和怯场反应等心理障碍。

第十章

常见外伤

一、皮肤擦伤

皮肤擦伤是指皮肤表层被粗糙物摩擦后的损伤，呈片状，渗血。擦伤的皮肤无裂开，是开放伤中最轻的一种。皮肤擦伤可单独存在，也可与裂伤、撕脱伤等更严重的运动损伤同时存在。

运动中出现皮肤擦伤非常常见，如奔跑时不慎摔倒，膝、肘、手或面等部位着地，与地面摩擦就容易出现皮肤擦伤。

【临床诊断】 主要表现为表皮有血痕、渗血或出血斑点，局部红肿和疼痛等（图10-1）。

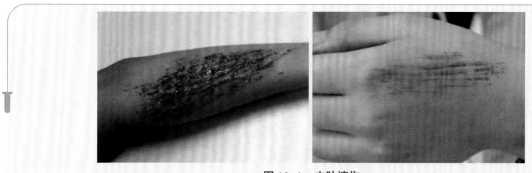

图 10-1 皮肤擦伤

皮肤擦伤数小时后创面会渗出淡黄清亮的组织液，1天左右创面会形成褐色的痂皮（图10-2），1周后痂下皮肤再生完成，痂皮会自动脱落。

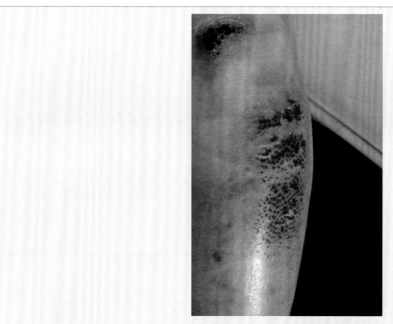

图 10-2 皮肤擦伤干燥结痂

【治疗方法】 首先要尽快清除皮肤擦伤创面的沙土等污物，可用医用盐水、自来水或随身携带的饮用水冲洗干净。再用干净纱布或较干净的纸巾、毛巾等擦干创面。然后用消毒药水（如碘伏等）消毒创面。

创面无需包扎，只要保持干燥。细菌的生长繁殖需要水分，只要保持创面干燥，细菌就难以生长繁殖。

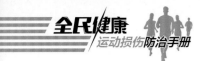

痂皮形成后要等待其自然脱落，不要过早人为撕掉痂皮，否则容易导致瘢痕形成（图 10-3）。

【预防措施】 注意运动方法，并尽量穿长衣裤，减少皮肤与其他物体直接产生物理摩擦的机会。

此外，运动时如发生意外，也可通过一些技术性动作减少皮肤擦伤，如奔跑时不慎摔倒，可顺势做翻滚动作，以减少膝、肘等部位与地面的直接摩擦。

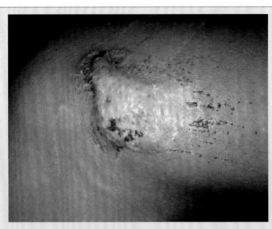

图 10-3 皮肤擦伤过早去除痂皮，创面未完全愈合

二、针刺伤

被有尖端的硬物刺透皮肤引起疼痛和流血的损伤称为针刺伤。在野外运动中，易被带刺的植物或尖锐的树枝、刀尖和铁钉等刺透皮肤，造成疼痛和流血（图 10-4）。

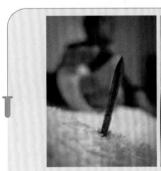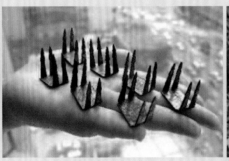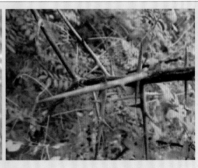

图 10-4 常见针状物体

【临床诊断】 针刺伤往往在皮肤上只有一个小伤口，但内部可能会有比较深的损伤，有的针刺伤口内还可能会有针状物残留。

针刺伤疼痛剧烈，伤口流血（图 10-5）。

【治疗方法】 如针刺伤口内有针状物残留，如铁钉或木刺等，需尽快拔除。

针刺伤的伤口很小，深层出血不容易流出，应挤压伤口周围，适当让伤口流血，以便深部的污物随血流排出，让伤口更清洁。在挤压伤口流血的同时，还可使用流动水冲洗伤口及周围皮肤（图 10-6）。最后用消毒药水消毒伤口。

有的针刺伤，如铁钉刺伤，易发生破伤风梭菌感染。处理完伤口后，尽量在 24 小时内注射破伤风抗毒素。一旦感染破伤风梭菌，有可能会导致生命危险。

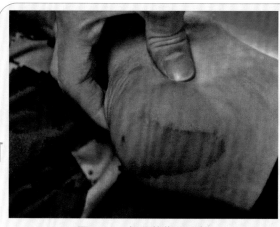
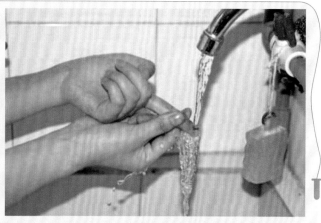

图 10-5　钉子扎伤足跟部　　　　图 10-6　使用流动水冲洗伤口

【预防措施】　在野外运动中要加强防范意识，穿好长衣裤，不随意脱鞋、撸袖子或卷裤腿等使皮肤暴露；穿过灌木丛时，要小心植物的刺；在渡河或涉水时，要小心水中或水底的杂物。

三、切割伤

切割伤是指受到刀具、玻璃及其他锐器切割或划伤而造成的裂伤。伤口往往比较整齐，流血较多。严重切割伤可切断肌肉、肌腱、神经和血管等，甚至肢体离断。

【临床诊断】　切割伤一般呈线形伤口，创缘光滑整齐，较大切割伤可能会伴有皮下脂肪和肌肉的外露（图 10-7）。切割伤会伴有剧烈疼痛、流血和肢体活动障碍等症状。

切割伤流血程度，跟伤口的长度和深度相关，若伤及大动脉，则流血量较大，如手腕部切割伤易割断桡动脉，导致大量流血，若止血不及时会有生命危险。

若肌肉或肌腱完全切断会伴有肢体活动障碍，如手指屈肌腱完全切断会出现相应手指关节不能弯曲，足跟腱完全切断则不能直立踮脚尖等。

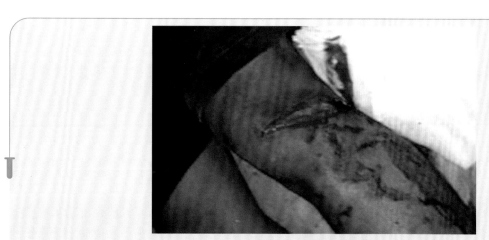

图 10-7　膝部切割伤

【治疗方法】　在运动中如发生切割伤，最重要的急救方法是及时对伤口进行止血。流血过多就会导致生命危险，止血就是救命。

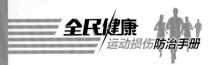

止血可借助纱布或绷带等加压包扎,也可用衣服或布条等缠扎伤口近端止血(图10-8)。在没有纱布、绷带、衣服或布条等情况下,可临时用手指按压伤口或卡压伤口近端止血。

患者安全转移后,需要对伤口进行进一步处理。对于较小的伤口(如2厘米以内),可以清洁伤口及周围皮肤,外涂碘伏等消毒药水,然后以无菌纱布覆盖包扎。对于较大的伤口,在清洁消毒后需要进行缝合。如伤口污物多、伤口深,需在8小时内去医院进行清创、缝合。

切割伤均需在24小时内注射破伤风抗毒素,以预防破伤风梭菌感染。

伴有重要肌腱断裂的切割伤需要手术缝合,术后一般还需要石膏外固定以保护缝合后的肌腱。对大动脉切断的伤口需要行血管吻合术。手指等肢体的离断伤,应立即将离断肢体用干净纱布包好,低温保存,并尽快去医院行断指或断肢再植术(图10-9)。

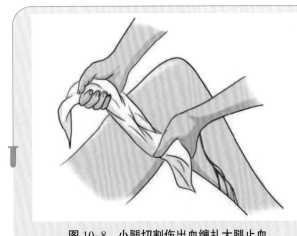 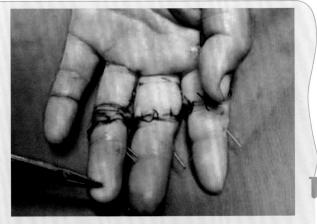

图10-8　小腿切割伤出血缠扎大腿止血　　　　　图10-9　断指再植术后

【预防措施】　加强安全教育,防止运动中被刀具、玻璃及其他锐器切割或划伤。

在使用各种刀具时,注意力要集中,使用方法要正确。使用钝刀时,有时会放松警惕,此时更容易受伤。刀具使用后要随手放入刀鞘,妥善保存。

四、撕脱伤

撕脱伤是指受到车辆碾压,或被转动的机器轮带卷入撕拉,导致皮肤与皮下软组织或骨骼撕裂剥离的损伤。

【临床诊断】　撕脱伤的特点是损伤范围大,损伤程度重,伤口边缘不整齐,伤口深、范围大,深部常隐藏有更大的伤口,深层潜在腔隙会出现大量积血。常伴有肌腱、血管、神经、骨骼及关节的损伤,疼痛重,流血多;也可伴有损伤肢体远端的麻木和功能障碍。如出现大量流血或合并颅脑、内脏等器官的损伤,甚至会造成休克。

头皮的撕脱伤可使头皮片状剥脱游离,甚至颅骨外露。严重的手足撕脱伤,可使整个手足皮肤全部剥离,且伴有血管和神经的损伤。撕脱伤的组织损伤严重,容易出现伤口的感染和皮肤及软组织的缺血坏死。

【治疗方法】　急救时应用无菌敷料包扎止血,尽量保持创面干净。转至医院后及早进行彻底清创。创面清理干净后可直接缝合伤口,并适当加压包扎以减少伤口血肿。

若伴有重要血管或神经损伤，应尽快进行吻合术。皮肤缺损重的撕脱伤在清创手术后，皮肤不能覆盖创面，则需要进行植皮或皮瓣手术治疗。

【预防措施】 发生撕脱伤的情况大多数是可以避免的。特别是在车辆行驶过程中，必须集中精力，避免车辆碾压，并注意转动的皮带和齿轮，防止衣物、皮肤或毛发卷入。

五、血管损伤

血管是为身体各组织器官输送血液，保持身体活性的重要组织。运动损伤造成的开放性软组织损伤，大多都伴有血管的损伤。

【临床诊断】 血管损伤分为开放性血管损伤和闭合性血管损伤两种类型。由尖锐的物体，如刀具、玻璃及其他锐器直接损伤血管，皮肤有伤口，血液由伤口大量流出的称开放性血管损伤；由钝性暴力，如重物挤压、高处坠落和车辆撞击等导致血管受到严重挫伤后破裂，但皮肤没有伤口，出血积存在组织内，使肢体局部发生肿胀的称闭合性血管损伤。血管损伤如果出血过多，会有失血性休克甚至死亡的可能。

运动中常见的是开放性血管损伤，具体表现如下。

1. 出血

表现为自伤口处流出新鲜血液。如果鲜红色血液从伤口处喷出或搏动性流出，提示动脉损伤；若从伤口处流出暗红色血液，则提示静脉损伤。值得注意的是，高速飞行的物体撞伤身体后，尽管伤口很小，但对血管的损伤可能会很严重，出血也可能会很多。

2. 休克

创伤和疼痛都可以加重休克，但最基本的原因仍然是出血造成的失血性休克，主要表现为意识不清、皮肤苍白、四肢冰凉，以及出现花斑、呼吸急促、心动过速、血压下降和尿量减少等。

3. 肿胀

血管损伤后血液除流向体表或体腔外，还可以流向组织间隙，形成血肿并造成肢体肿胀。

4. 组织缺血

主要表现为动脉搏动减弱或消失、肢体疼痛、皮肤苍白、皮肤温度降低、感觉麻木和肌肉麻痹等。

【治疗方法】 大动脉损伤持续出血会导致患者在 2 ~ 5 分钟内死亡。所以发生血管损伤最重要的是现场迅速有效地止血。

现场急救最简便迅速的临时止血措施是手压止血法，即用手指或手掌压迫出血部位近端的动脉，暂时控制出血，以争取时间采取其他止血措施。面部、头部、腋窝、肩部、前臂、手部和足部等常见部位出现血管损伤时，具体的手压止血法见图 10-10 ~ 图 10-17。

除手压止血法外，还有加压包扎止血法。就是用干净的纱布和棉花等放在伤口上，再用力加以包扎，以增大压力达到止血的目的。此法应用普遍，效果也佳。如果备有止血带，可在伤口近端加压止血。

利用上述方法止血后，迅速转送医院进行进一步救治。

【预防措施】 运动中发生血管损伤的主要原因，是切割伤和高速飞行物体的投射伤。运动前要克服恐惧心理，充分做好运动前的准备工作，合理安排科学运动，并做好安全防护。

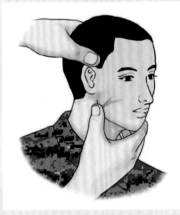

面部出血，可用拇指压迫下颌角与额结节之间的面动脉止血。

图 10-10　面动脉压迫止血法

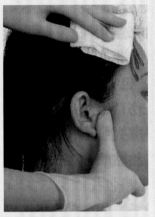

头前部出血，可压迫耳前下颌关节上方的颞动脉止血。

图 10-11　颞动脉压迫止血法

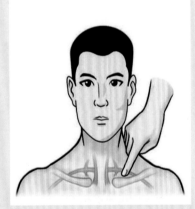

腋窝和肩部出血，可向下内压住锁骨上窝、胸锁乳突肌外缘，对第一肋骨处的锁骨下动脉止血。

图 10-12　锁骨下动脉压迫止血法

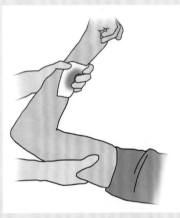

前臂出血，可在上臂肱二头肌内侧沟处施以压力，将肱动脉压于肱骨上止血。

图 10-13　肱动脉压迫止血法

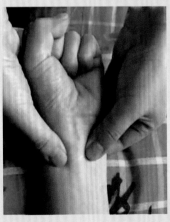

手掌和手背出血，可在腕关节处，即通常按脉搏的地方，于内外侧分别将尺动脉、桡动脉压住止血。

图 10-14　尺、桡动脉压迫止血法

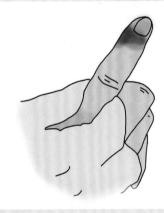

手指出血，用手指捏住手指根部两侧（指掌侧固有动脉）止血。

图 10-15　指掌侧固有动脉压迫止血法

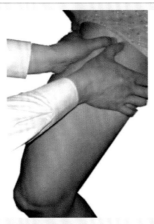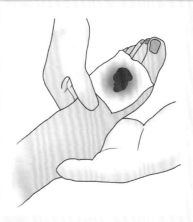

大腿出血，屈起大腿，用大拇指压住股动脉搏动点（在大腿根部的腹股沟中点），用力向后压，为增强压力，另一手的拇指可重叠用力。

图 10-16　股动脉压迫止血法

在踝关节下侧，足背跳动的地方（足背动脉），用手指压住止血。

图 10-17　足背动脉压迫止血法

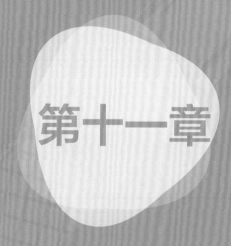

第十一章

骨折

第一节 骨折基本知识

骨折是指骨的连续性中断或完整性被破坏。运动中的骨折通常由高处坠落、撞击、摔打或碾压等直接暴力造成，如搏击、投掷、跨越障碍和越野等是最容易发生骨折的运动。因此，在这些运动中应注意防护，并做好医疗卫生保障。

骨折是一种常见却十分严重的运动损伤，如果处理不当，轻则致残，重则致命，必须得到高度重视。

一、骨折一般分类

按照骨折线走行，可分为螺旋形骨折、斜形骨折和横形骨折；按照骨折粉碎程度，可分为简单骨折和粉碎骨折；按照骨折端是否与体外相通，可分为闭合性骨折和开放性骨折；按照造成骨折的原因，可分为急性创伤性骨折、疲劳性骨折和病理性骨折。

二、骨折常见表现

骨折常见表现为疼痛、肿胀和功能障碍。但是，有了这三种表现并不代表一定发生了骨折。

在医学上，骨折的三个专有体征分别是畸形、反常活动和骨擦音/骨擦感。畸形是由骨折断端移位所产生的肢体外形改变，可以表现为短缩、延长和成角等；反常活动是骨折断端所产生的非正常活动；骨擦音/骨擦感则是由断端的相互摩擦撞击所产生的，通常会伴有剧烈的疼痛。

骨折也可能伴有神经或血管的严重损伤，表现为肢体的冰凉、肿胀、麻木和不能主动支配肢体活动。脊柱骨折如果合并神经损伤，则会表现为肢体的瘫痪。一旦发生神经或血管的损伤，且没有得到及时处理，轻则导致肢体残疾，重则导致肢体无法保留（需要截肢或离断），甚至危及生命。此外，当有高处坠落、车辆碾压等严重外伤发生时，除了骨折，还应该警惕颅脑及胸腹腔脏器是否合并损伤，这些损伤常常危及生命。如果感到头痛、胸痛和腹痛等，必须马上予以重视，尽快将患者送到医院进行救治。

三、骨折常见部位

在运动中，一些部位容易因为外伤发生骨折，应当引起格外重视。投掷运动容易引起肱骨骨折。搏击和对抗等运动可能发生手部和受击打部位（如前臂、上臂和小腿等）骨折。足踝骨折多发生于奔跑、越野和跨越障碍等运动中，多因崴脚引起。在攀爬等运动中，若自高处坠落，可能引起脊柱、骨盆、髋部、膝关节、踝关节及足跟的骨折和脱位。在车祸中，如果发生碾压或挤压伤，常常累及骨盆，除了进行骨折的处理外，还应当警惕大出血的发生。

四、骨折处理原则

一旦怀疑骨折，应立即停止运动，并对疑似骨折的部位进行临时固定，以控制肢体不再活动。妥善的固定能够有效地减轻疼痛，避免骨折的尖端刺破周围组织，并且有利于患者后续的转送和救治。

四肢骨折如果发生明显的畸形，应拽住肢体远端缓慢地进行适度牵引，纠正畸形后再妥善固定。

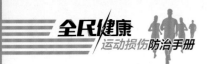

固定的材料可以选择木质、铁质或塑料/高分子材料夹板或固定架，也可以就地取材，选用合适的木板、竹竿、树枝和硬纸板等简易材料，将骨折的肢体与躯干或健侧肢体进行固定。

如果没有开放性伤口，可以对骨折部位进行冰敷，以防止急性肿胀的发生。

五、骨折科学预防

为了避免骨折的发生，应加强运动安全和防护知识的普及，合理安排科学运动。在运动前，应进行充分的准备活动。此外，科学安排运动内容，对减少骨折的发生也有十分重要的作用。强调循环训练法，避免考核、验收和达标前进行突击运动，这些都可以有效地减少骨折的发生。

骨折是运动中不可回避的问题，如果不能及时和妥当地处理，就会造成严重的后果。但是，也不能因此就对骨折产生恐惧，从而对运动怀有抵触情绪。及时科学合理地处理骨折，配合积极有效的功能康复锻炼，可以加快骨折的恢复。

第二节　常见骨折的紧急处理

一、上臂（肱骨）骨折

上臂骨折多发生于投掷运动中，由投掷所产生的扭曲力和拉力共同作用于上臂，可造成上臂螺旋形骨折（图 11-2-1）。

上臂骨折固定时，应将夹板放在骨折上臂的外侧，用绷带固定。然后再固定肩肘关节，用一条三角巾折叠成燕尾式将前臂悬吊于胸前，另一条三角巾围绕患肢于健侧腋下打结。

若无夹板固定，可用三角巾先将患肢固定于胸廓，然后用三角巾将患肢悬吊于胸前（图 11-2-2）。

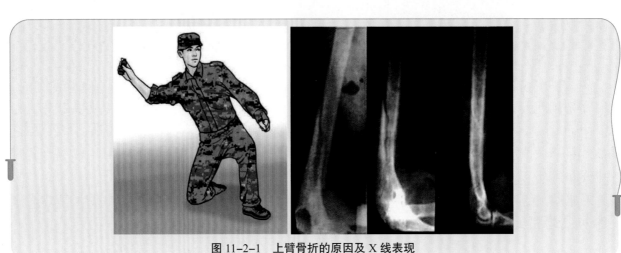

图 11-2-1　上臂骨折的原因及 X 线表现

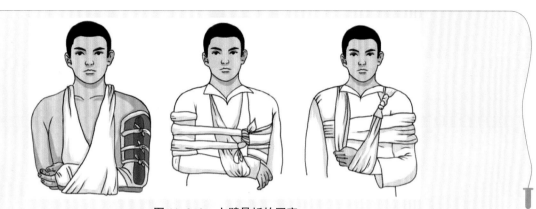

图 11-2-2 上臂骨折的固定

二、前臂骨折

前臂骨折多发生于搏击和跨越障碍等运动中，因前臂受到直接外力打击发生骨折（图 11-2-3）。

前臂骨折固定时，应将夹板置于前臂四周，然后固定腕关节和肘关节，使用三角巾将前臂屈曲悬吊于胸前，用另一条三角巾将患肢固定于胸廓。如果没有夹板，则使用三角巾将患肢悬吊于胸前，然后用三角巾将患肢固定于胸廓（图 11-2-4）。

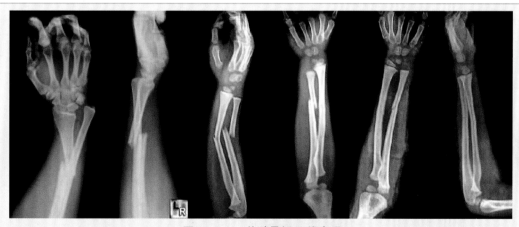

图 11-2-3 前臂骨折 X 线表现

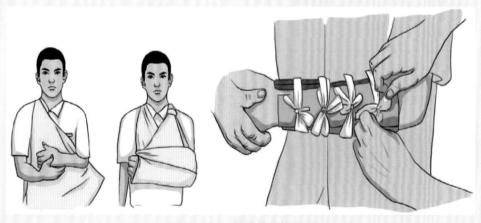

图 11-2-4 前臂骨折的固定

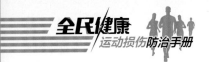

三、腕部骨折

腕部骨折多发生于跨越障碍等运动中，当摔倒后用手腕撑地时，体重压在手腕上导致腕部发生骨折，通常伴有肿胀和疼痛，有时也会合并成角畸形（图 11-2-5）。

原则上，进行固定前应尝试进行骨折复位。通过分别拽住骨折的近端（肘部）和远端（手部）进行牵引，并向成角畸形相反的方向进行复位（图 11-2-6）。在固定时，使用夹板分别固定在腕关节四周，然后将前臂悬吊于胸前（图 11-2-7）。

应注意的是，腕部骨折的复位应尽量在麻醉下进行。如果不具备麻醉条件，不应盲目进行粗暴复位，

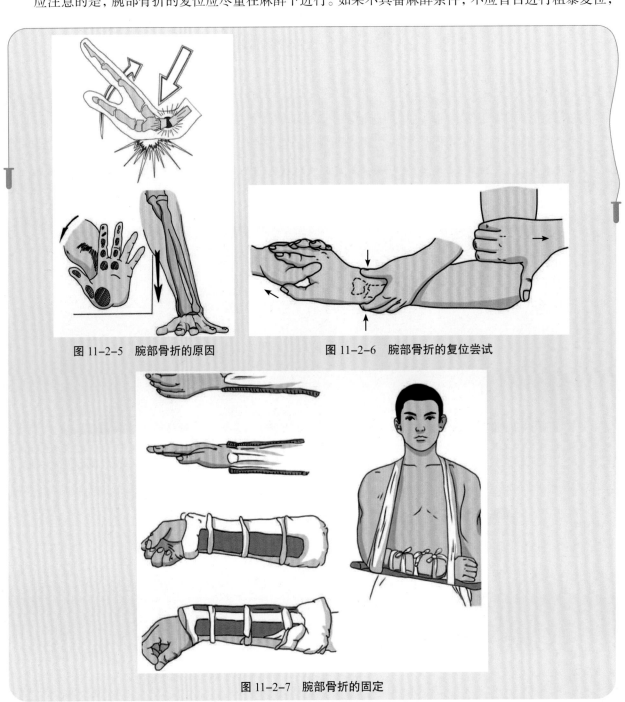

图 11-2-5 腕部骨折的原因　　　　图 11-2-6 腕部骨折的复位尝试

图 11-2-7 腕部骨折的固定

应尽快进行临时固定，然后到医院就诊。如果一次或两次复位不成功，则不要反复复位，否则会导致腕部发生不必要的肿胀，使得后续的处理变得更加困难。

四、大腿（股骨）骨折

大腿骨折多发生于跨越障碍、搏击和对抗等运动中，大腿受到直接撞击导致股骨骨折（图 11-2-8）。

对大腿骨折进行固定，可以采用健侧肢体固定法，即用绷带或三角巾将双下肢绑在一起，在膝关节、踝关节和两腿之间的空隙处加棉垫；或采用躯干固定法，外侧从脚跟至腋下用长夹板，内侧从脚跟至大腿根部用短夹板，使用绷带或三角巾将患肢捆绑固定（图 11-2-9，图 11-2-10）。

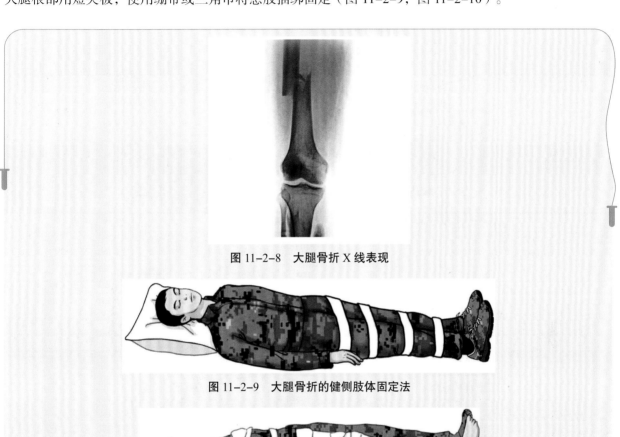

图 11-2-8　大腿骨折 X 线表现

图 11-2-9　大腿骨折的健侧肢体固定法

图 11-2-10　大腿骨折的躯干固定法

五、小腿骨折

小腿骨折多发生于越野、跨越障碍和搏击等运动中，可以由直接或间接暴力造成（图 11-2-11）。

用两块夹板（长度为脚跟至大腿中部）分别置于小腿的内、外侧，然后用三角巾或绷带固定，也可以用三角巾将患肢固定于健肢（图 11-2-12，图 11-2-13）。

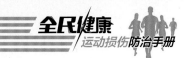

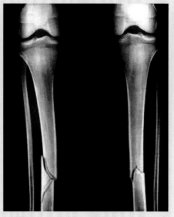

图 11-2-11　小腿骨折 X 线表现

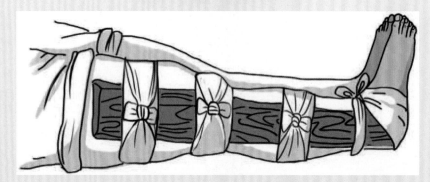

图 11-2-12　小腿骨折的双侧夹板固定法

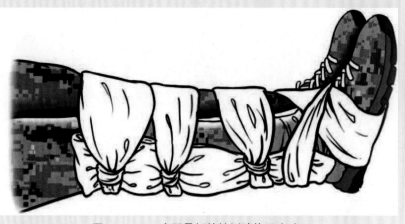

图 11-2-13　小腿骨折的健侧肢体固定法

六、踝关节及足部骨折

踝关节骨折多发生于跳跃、跨越障碍等运动中，也可由高处坠落导致（图 11-2-14）。

踝关节骨折如果合并脱位会发生明显的畸形，对踝关节周围的血管和神经造成不正常的牵拉，需要对踝关节先进行复位后再固定。复位时应由一人拽住患者的足部施加牵引，并向成角的反方向施力。在固定时，可以使用硬夹板环绕踝关节四周进行固定，也可以参照小腿固定的方法，但夹板的长度需要超过足跟（图 11-2-15）。

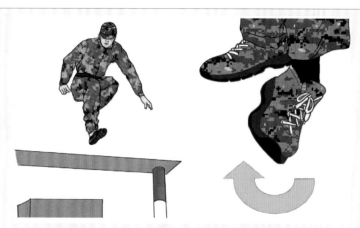

图 11-2-14　踝关节及足部骨折的原因

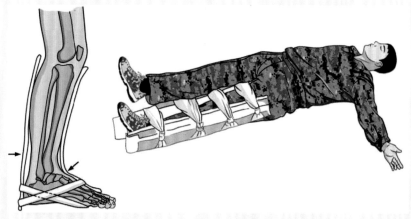

图 11-2-15　踝关节及足部骨折的固定

七、脊柱骨折

脊柱骨折多见于高处坠落（图 11-2-16）。当怀疑有脊柱骨折时，应将患者仰卧位固定在一块坚硬的木板上，并放置在中心线位置，即头部、颈部、躯干和骨盆应沿中心直线位置逐一固定，保持脊柱伸直位，严禁弯曲或扭转。

在搬运患者时，应两人或三人用手分别托住患者的头部、肩部、臀部和下肢，动作协调一致地将

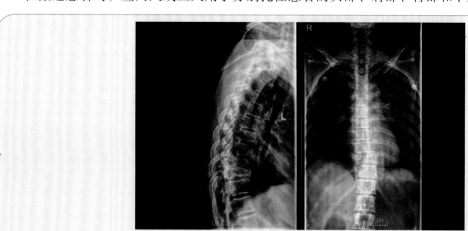

图 11-2-16　脊柱骨折 X 线表现

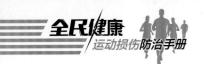

患者托起，平放在硬板或门板上。对颈椎损伤的患者，要另有一人专门托扶着头，并沿身体纵轴向头的一侧轻轻施加力量牵引（图11-2-17）。患者放置到硬板或门板上后，用沙袋或折叠好的衣物放在其颈部两侧加以固定。

切忌一人抱头、一人抱脚地搬动或直接将患者背在背上转运（图11-2-18）。

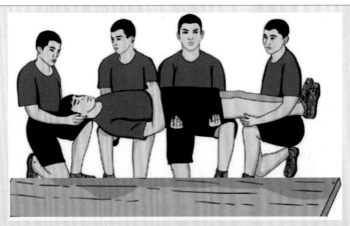

图 11-2-17　脊柱骨折的搬运方法

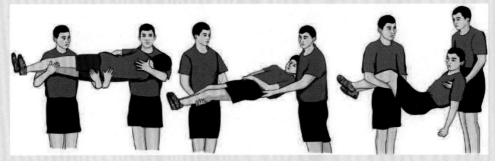

图 11-2-18　脊柱骨折的错误搬运方法

八、骨盆骨折

骨盆骨折多发生于高处坠落或车辆碾压时，是一种十分危险的骨折（图11-2-19）。

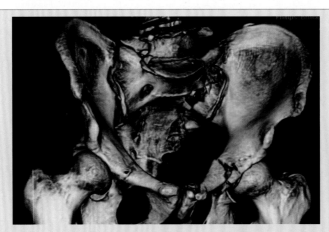

图 11-2-19　骨盆骨折 X 线表现

116

在对骨盆骨折进行固定时，需要确认患者的生命体征是否平稳。在运动中一旦怀疑骨盆骨折，可以使用床单、三角巾或胸腹带，从骨盆后方向前兜住骨盆并系紧，同时让患者屈曲髋部，将双下肢用布带固定在一起，并在腘窝下垫上衣物，尽快送到医院进行抢救（图11-2-20）。

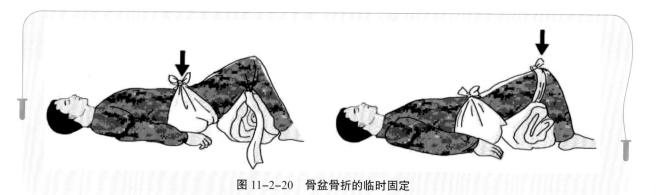

图11-2-20 骨盆骨折的临时固定

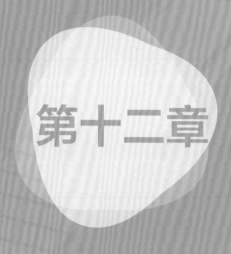

第十二章

疲劳性损伤

一、疲劳性骨膜炎

疲劳性骨膜炎是指由于肌肉附着处的骨膜长时间受到牵拉，使得局部的骨膜组织松弛或分离，造成骨膜下淤血。多发生于运动方法不当、足尖用力跑跳过多、场地太硬、动作不正确和落地缓冲不够等情况下。特别是初次参加运动或运动量突然增加时，极易发生疲劳性骨膜炎。

【临床诊断】 多发生于小腿、足部和前臂（图 12-1，图 12-2）。

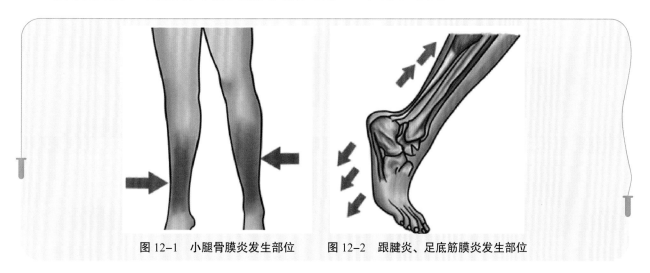

图 12-1 小腿骨膜炎发生部位　　　　图 12-2 跟腱炎、足底筋膜炎发生部位

常见表现如下。

1. 轻者在运动后局部出现疼痛，运动量增加后疼痛加重；重者在走路或休息时也感到局部疼痛，甚至睡觉时也会出现隐痛。

2. 局部软组织轻度肿胀。

3. 局部压痛明显。

4. 小腿骨膜炎会出现后蹬痛（图 12-1），前臂骨膜炎会出现支撑痛。

5. 早期可有皮肤发红或合并烧灼感。

【治疗方法】 轻者局部用弹性绷带包扎，适当减少运动量，以不加重原来症状为宜。随着身体耐受程度的提高，经 2～3 周后症状可消失。

重者停止运动，并局部外敷药物或温水热敷，配合按摩治疗，睡觉时要垫高患肢（图 12-3）。待

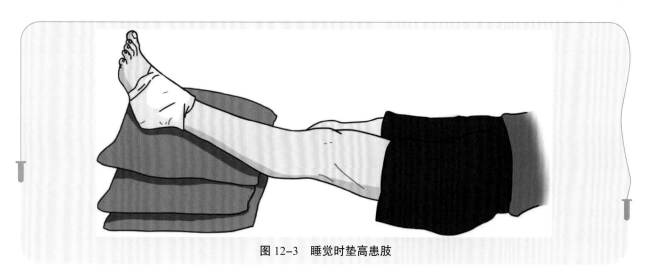

图 12-3 睡觉时垫高患肢

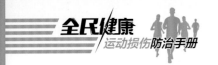

症状缓解后，逐步增加运动量，但仍需避免进行单一的长时间跳跃或支撑等运动。

【预防措施】 在运动中遵守循序渐进的原则，防止突然连续加大运动量；避免长时间过分集中的跑、跳、后蹬和俯卧撑等运动；避免在过硬的场地内做过多的跑、跳和后蹬等运动；运动前充分做好准备活动（图12-4），并及时纠正错误动作；运动后进行自我按摩或做其他放松活动。

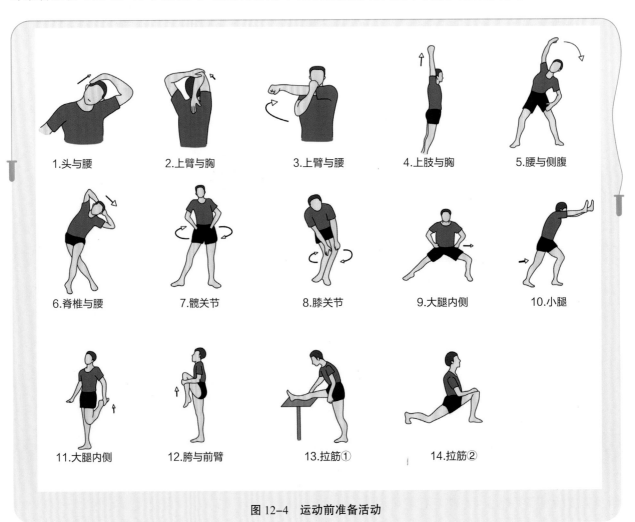

1. 头与腰　　2. 上臂与胸　　3. 上臂与腰　　4. 上肢与胸　　5. 腰与侧腹

6. 脊椎与腰　　7. 髋关节　　8. 膝关节　　9. 大腿内侧　　10. 小腿

11. 大腿内侧　　12. 胯与前臂　　13. 拉筋①　　14. 拉筋②

图 12-4　运动前准备活动

二、疲劳性骨折

疲劳性骨折又称应力性骨折，多由骨骼长期受到超出正常范围的应力所致，易发生在骨骼受力集中的部位，与超强度运动或姿势不当有关，多发生于频繁的长跑、越野或单一动作的超负荷运动时。

疲劳性骨折是常见的运动损伤，发生率较高，国外报道为31%，国内报道为16.9%。

【临床诊断】 疲劳性骨折多发生于胫骨（图12-5）、跗骨（图12-6）和桡骨。主要表现为局部轻度肿胀和压痛，活动后加重，休息后好转，无夜间痛。早期拍X线片时经常看不出明显的骨折，但活动时疼痛剧烈。由于没有明显外伤史，症状表现不典型，临床上容易误诊。

【治疗方法】 治疗方法与一般的骨折基本相同。骨折无移位或轻度移位，采用手法复位、固定和制动等方式治疗，后期再进行功能康复锻炼。如果症状较重或愈合较为困难，则需进行手术治疗。如能早期发现、早期治疗，合理制订功能康复锻炼计划，一般预后良好。

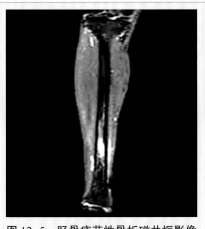 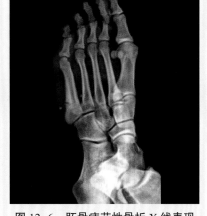

图 12-5　胫骨疲劳性骨折磁共振影像　　图 12-6　跖骨疲劳性骨折 X 线表现

【预防措施】

1.避免单一动作长时间超负荷的重复运动，避免长距离、持续性和高强度的运动，强调实施循环训练法。

2.在运动中应避免局部负荷过重，并掌握正确的动作要领，如跑步的落地缓冲和蹬跨动作（图 12-7）。

3.在有条件的情况下，改善鞋的性能。

4.加强运动中的医学监督，局部组织反复出现不同程度的肿痛等先兆症状时，早发现早处理。

5.调整运动方式，必要时停止负重运动。

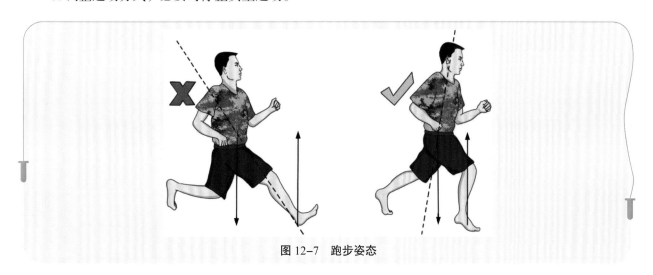

图 12-7　跑步姿态

三、疲劳性肌腱炎

肌腱是连接骨骼与肌肉的强韧纤维结缔组织（图 12-8）。

疲劳性肌腱炎是指由于肌腱过度使用和反复牵拉，而引起的疲性病变，是自身和外界因素共同作用的结果。自身因素包括身体发育异常（如"O"形或"X"形腿，图 12-9）和肌腱力量差等；外界因素包括运动（如距离、强度和坡度）不当、装备和技术差及场地改变等。

【临床诊断】　疲劳性肌腱炎的发生部位与运动动作密切相关，主要表现为疼痛、压痛、肿胀和功能障碍等，常见的有肱骨内外上髁炎、肩周炎（游泳肩、网球肩和投手肩）、肱二头肌肌腱炎、桡

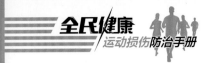

骨茎突狭窄性腱鞘炎（图 12-10）、髌腱炎和跟腱炎等。

【治疗方法】 急性期应冰敷，每 6 小时冰敷 15 ~ 20 分钟，抬高并固定患肢。

对于上肢的疲劳性肌腱炎，可以使用石膏或支具固定于合适的功能位，休息是缓解肌腱紧绷的最好方法。

其他部位的疲劳性肌腱炎，可以用弹力绷带包扎以减轻肿胀。疼痛剧烈时，可使用镇痛药物缓解疼痛。严重的疼痛，可以行局部封闭治疗。

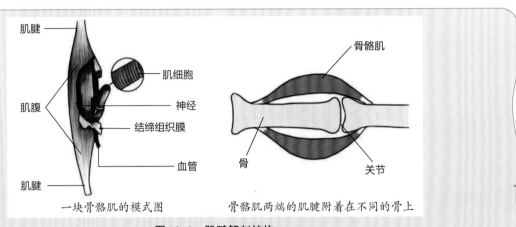

图 12-8　肌腱解剖结构

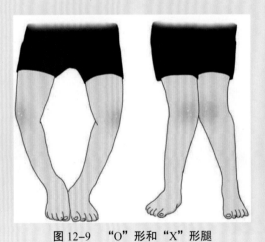

图 12-9　"O"形和"X"形腿

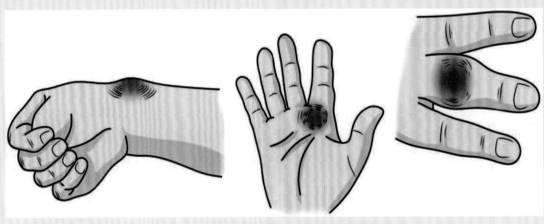

图 12-10　桡骨茎突狭窄性腱鞘炎和手部腱鞘炎

疲劳性肌腱炎急性期过后，进行热敷有利于改善血液循环，并制订适合的功能康复锻炼计划，提高肌腱的强度，恢复肢体活动范围。如关节活动受限明显，可考虑手术治疗。

【预防措施】 合理制订运动计划，防止身体局部过度负荷。运动前后做好充分的准备活动和放松活动，运动后进行按摩和热敷。

四、肌肉拉伤

肌肉拉伤是指肌肉在运动中急剧收缩或过度牵拉引起的损伤（图 12-11）。根据严重程度分为少许撕裂、部分撕裂或完全断裂等 3 种类型。少许撕裂表现为局部疼痛，邻近关节稳定，肌肉力量不变；部分撕裂表现为疼痛肿胀，邻近关节不稳定，肌肉力量减弱；完全断裂表现为疼痛可有可无，邻近关节严重不稳定，局部肌肉力量丧失。

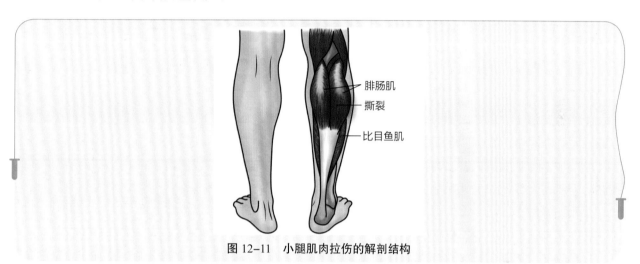

图 12-11 小腿肌肉拉伤的解剖结构

【临床诊断】 主要表现为撕裂样疼痛，用手可触及肌肉紧张形成的索条状硬块，触痛明显，局部肿胀或皮下出血，活动受限明显（图 12-12）。

导致肌肉拉伤常见的原因：①准备活动不充分就参加剧烈运动；②既往体质较弱，先前参加运动的水平不高，导致肌肉耐受性差，容易发生疲劳或负荷过度；③运动技术低、姿势不正确和用力过猛等；

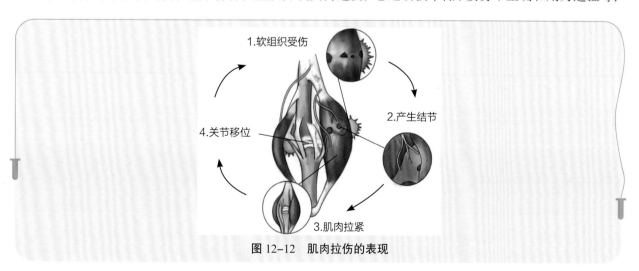

图 12-12 肌肉拉伤的表现

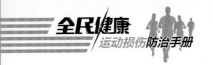

④气温过低、湿度太高和场地太硬等。

肌肉拉伤的部位多为大腿后部、腰背部、小腿后部、上臂和腹部等。

肌肉拉伤与运动后的肌肉酸痛，存在明显的区别（图 12-13）。

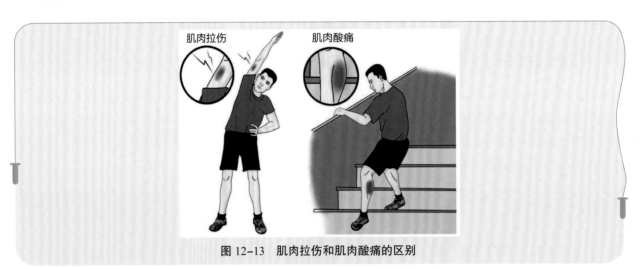

图 12-13　肌肉拉伤和肌肉酸痛的区别

【治疗方法】　最好立即用冷水冲洗或用毛巾包裹冰块冷敷，并用绷带适当加压包扎拉伤部位，以减轻肿胀和疼痛，睡觉时垫高患肢。

48 ~ 72 小时后拆除包扎，可外贴活血或消肿的膏药，可适当热敷或用较轻的手法对拉伤部位进行按摩。若肌肉大部分或完全断裂，在加压包扎后应立即到医院进行手术。

【预防措施】

1. 在运动前，特别是冬季野外运动，应做好充分的准备活动，以使身体及各肌群适应剧烈的运动。

2. 在腿部力量锻炼中，除注意股四头肌力量的锻炼外，也应注重股后肌群及小腿三头肌力量的锻炼。

3. 当经常发生肌肉痉挛疼痛时，应引起高度警惕。在运动时，若有条件应绑上护具或弹力绷带。

4. 保证充足的睡眠，有利于疲劳肌肉的恢复。

5. 运动后即刻冰敷 15 ~ 20 分钟，可减少肌肉的微细拉伤。

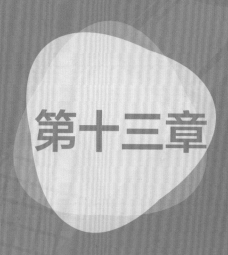

第十三章

周围神经损伤

第一节　基本知识

周围神经损伤是指由于各种原因引起周围神经受损，其所支配的区域出现感觉障碍、运动障碍和营养障碍。多为闭合性损伤，开放性损伤少见；上肢周围神经损伤多见，下肢周围神经损伤相对少见。

一、致伤因素

周围神经损伤的发生，与以下因素有关。

1. 缺乏体能锻炼，体能基础差。

2. 运动时技术要领掌握不到位，特别是自我保护意识差。

3. 短期内运动项目多、强度大、周期及频率过高。

4. 缺乏运动经验，身体适应性、耐受性和心理素质差。

二、致伤机制

在运动中，导致周围神经损伤的常见机制如下：一是在进行器械锻炼或体能锻炼时，局部肌肉疲劳损伤或肿胀，从而使周围神经受到牵拉和磨损；二是在反复进行各种运动时，可造成局部肌肉出血，使骨骼、肌肉、韧带和筋膜等间隙变小，导致周围神经直接受压。

在进行蛙跳、爬杆、俯卧撑、单双杠、跨越障碍、跳马和投掷等运动时，往往由于运动人员适应性差和运动持续时间长，容易增加周围神经损伤发生的风险。此外，在射击运动时，在枪头加挂重物的做法应适度，不能过度加大肩臂负荷强度，否则易导致臂丛神经麻痹或损伤（图13-1-1）。

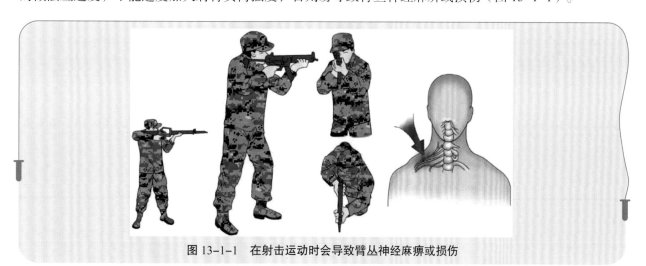

图 13-1-1　在射击运动时会导致臂丛神经麻痹或损伤

三、治疗方法

由运动导致的周围神经损伤大多为闭合性损伤，且多由间接外伤所致，多数患者经保守治疗即可痊愈。常用的保守治疗方法包括物理治疗和药物治疗。物理治疗包括患肢制动、石膏或支具固定、电刺激、针灸、按摩和热敷等；药物治疗包括激素、营养神经药和脱水消肿药等。

如果保守治疗3个月仍然未见好转，应考虑手术治疗或探查受损周围神经，根据情况行周围神经松解、缝合或移植术。如果周围神经损伤无恢复可能，可行肌腱转位或关节融合术。

对于开放性损伤，一旦基层医务人员怀疑存在周围神经损伤，应立即转诊至有条件和能力的医院进行手术，力争一期修复周围神经。若周围神经断端不齐、挫伤严重，或伤口及周围污染严重，可做延迟一期修复。

四、科学预防

在运动时，周围神经损伤并不多见。但是，一旦发生，则恢复慢，致残率高，对全民健康运动造成持续负面影响。基层医务人员应重视周围神经损伤的预防，及时发现，避免误诊。

首先，运动前做好预备和热身活动，运动时先易后难，循序渐进，合理安排。将劳力性和技术性运动进行有机结合，并应注意适当休息，避免单一动作持续时间过长或频次过多。此外，改进运动方法，改善运动条件及装备，加强防护知识宣传教育，积极普及防护常识，都有利于预防周围神经损伤。最后，加强对基层医务人员的培训，提高对周围神经损伤的识别能力，以避免误诊或漏诊，从而贻误治疗。

第二节　常见周围神经损伤

不同的周围神经损伤，会导致不同的症状。通常表现为受损伤周围神经支配区域的肢体疼痛无力，局部感觉麻木或无感觉，但有时这些表现也可能不明显。例如，在运动时并没有明显的麻木或无力症状，但第二天清晨才发现症状明显加重。因此，基层医务人员面对这样的情况，不应简单视为"正常的运动反应"，而应警惕周围神经损伤的可能。

在运动中常见的周围神经损伤部位有臂丛神经、正中神经、尺神经和腓总神经等（图13-2-1）。

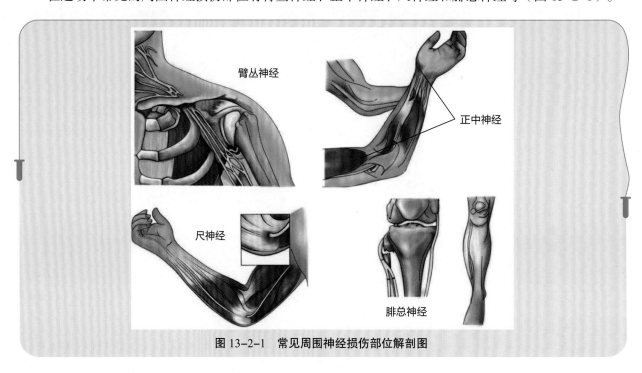

图 13-2-1　常见周围神经损伤部位解剖图

一、臂丛神经损伤

臂丛神经损伤最常见的是牵拉性损伤，大多继发于受伤倒地时头肩部撞击障碍物或地面，使头肩部呈分离趋势，臂丛神经受到过度牵拉导致损伤（图13-2-2）。

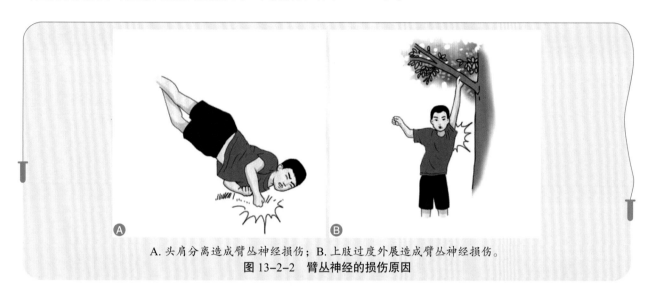

A.头肩分离造成臂丛神经损伤；B.上肢过度外展造成臂丛神经损伤。

图 13-2-2　臂丛神经的损伤原因

臂丛神经损伤导致上肢功能部分或完全丧失，甚至导致终生残疾。因为臂丛神经结构复杂，不同的损伤部位会出现不同的表现。

1.肩关节不能外展和上举，肘关节不能屈曲，腕关节屈伸力量减弱，前臂旋转障碍，手指活动尚正常，上肢感觉大部分缺失。

2.手的功能丧失或发生障碍，肩、肘、腕等关节活动尚好。

3.早期上肢各关节不能自主活动，晚期上肢肌肉明显萎缩，继而出现关节挛缩畸形，尤以肩关节和指关节为重。

二、正中神经损伤

正中神经是控制腕关节和手部小关节屈曲活动、手掌桡侧皮肤感觉的神经。长期剧烈运动会导致腕管综合征，继而压迫正中神经。

由于正中神经损伤的部位不同，主要表现也不同。

1.腕部正中神经损伤，会出现"猿手"畸形，抓持物体时易掉落，相应的支配区域失去感觉，易受外伤和烫伤。

2.肘部正中神经损伤除上述表现外，还会出现拇指、示指不能屈曲，握拳时此二指仍伸直的情况（图13-2-3）。

三、尺神经损伤

尺神经损伤的感觉障碍表现为手掌尺侧及小指全部，无名指尺侧半皮肤感觉消失或麻木；运动障碍主要表现为不能分开或合并手指，拇指和示指不能对掌成"O"形，无名指和小指呈"爪状"畸形（图13-2-4）。

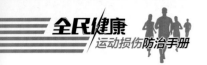

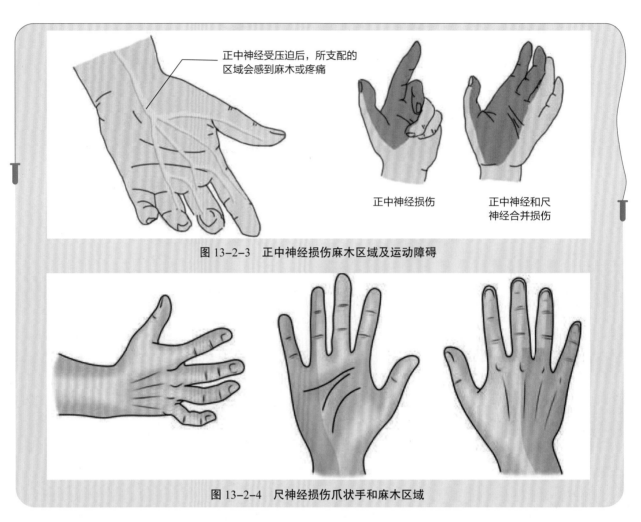

正中神经受压迫后，所支配的区域会感到麻木或疼痛

正中神经损伤

正中神经和尺神经合并损伤

图 13-2-3　正中神经损伤麻木区域及运动障碍

图 13-2-4　尺神经损伤爪状手和麻木区域

四、腓总神经损伤

腓总神经所在位置表浅，且在骨头的表面，周围软组织保护少，在做蛙跳、身体向对侧倾倒、跨越障碍、盘坐后起立、高抬腿跑和摔跤等运动时，容易导致腓总神经损伤。

此外，使用石膏或夹板固定等处理其他运动损伤时，也易损伤腓总神经（图 13-2-5）。

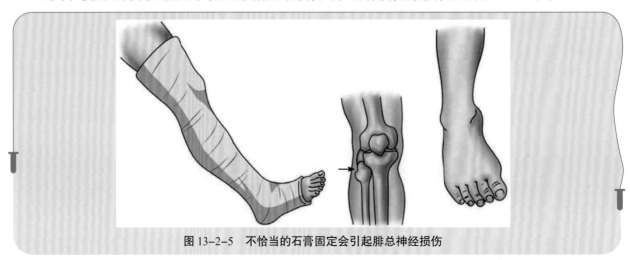

图 13-2-5　不恰当的石膏固定会引起腓总神经损伤

腓总神经损伤常伴小腿外侧和足背区域感觉消失。运动障碍表现为足下垂内翻畸形（图 13-2-6）。

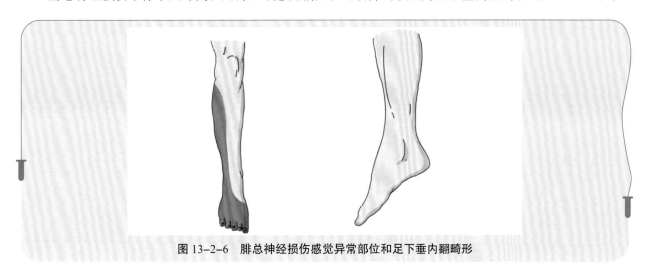

图 13-2-6　腓总神经损伤感觉异常部位和足下垂内翻畸形

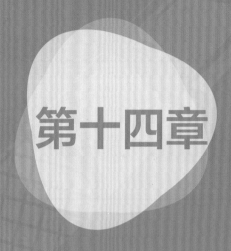

第十四章

上肢关节损伤

第一节　肩关节损伤

一、肱二头肌长头腱损伤

肱二头肌是一块强壮的肌肉，位于上臂前方，收缩时可使肘部弯曲。肱二头肌的肌腱有长短两个，其中长头肌腱始于肩关节内，从肩关节前方穿出，连接肌肉，通过由软骨组成的锚定点——盂唇与肩胛盂相连。盂唇就像码头上的桩子，肱二头肌长头腱则像绕在上面的绳子（图 14-1-1）。

在进行投掷等运动时，由于突然强力弯曲肘关节，或进行肩关节旋转，肱二头肌长头腱剧烈收缩或扭转（图 14-1-2），可突然发生损伤或断裂。此外，由于肩关节慢性疾病，特别是在肩关节退变等基础上，一旦有轻微外力作用就会导致肱二头肌长头腱损伤或断裂。

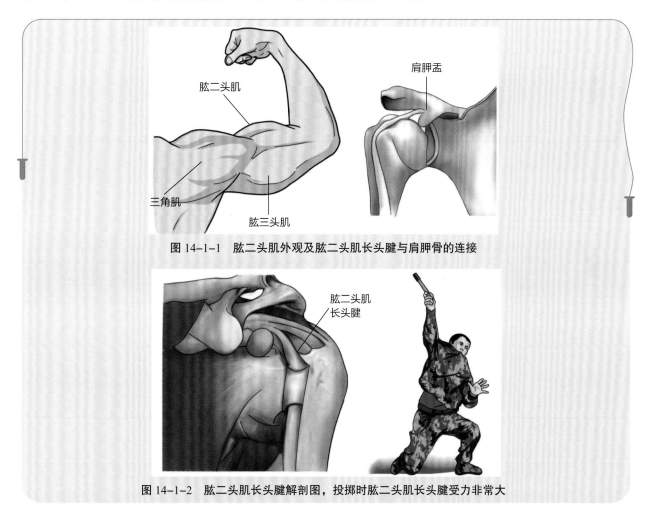

图 14-1-1　肱二头肌外观及肱二头肌长头腱与肩胛骨的连接

图 14-1-2　肱二头肌长头腱解剖图，投掷时肱二头肌长头腱受力非常大

【临床诊断】　主要表现为疼痛，通常局限在肩关节的前方，有时会放射到胳膊（图 14-1-3）。通过超声或磁共振检查即可诊断。

如果肱二头肌长头腱发生断裂，最典型的表现是肘关节屈曲时，上臂肌肉紧缩成一团，可形象地称为"大力水手征"，即临床上所说的"Popeye 征"（图 14-1-4）。

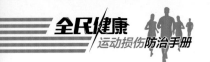
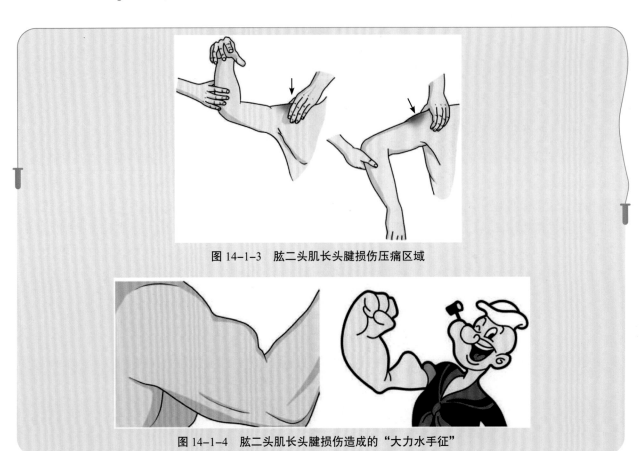

图 14-1-3 肱二头肌长头腱损伤压痛区域

图 14-1-4 肱二头肌长头腱损伤造成的"大力水手征"

【治疗方法】

1. 保守治疗

通常作为首选方法，通过充分休息、冰敷和减少运动量，结合非甾体抗炎药，可以取得较好的治疗效果。物理超声或离子电渗疗法可减轻炎症（超声使用糖皮质激素乳剂）。避免反复性的抬臂前伸和上举，可以控制肱二头肌长头腱损伤的进展。

2. 手术治疗

疼痛明显并伴活动受限的难治性肱二头肌长头腱损伤，可考虑手术治疗，进行肱二头肌长头腱固定术，如行肩关节镜手术、开放手术或是两种方式结合。

术中将肱二头肌长头腱在与肩胛盂连接处切断，而后固定于结节间沟中或沟外的肱骨骨质上，使肱二头肌长头腱不再跨肩关节移动，可有效缓解疼痛，并不影响肩关节功能。

3. 术后康复

术后肩带悬挂 6 周，便于损伤的盂唇在肱骨上愈合。

术后 1 周开始理疗，可以避免瘢痕形成和肩关节僵硬。

术后 4 周可用患肢做简单的办公室工作，但应避免拎重物和大幅度抬臂，以避免修补处受到牵拉。

术后 6 周撤去肩带，可进行日常活动。

术后 12 周开始应用弹力带锻炼肩袖力量，并逐渐进行各种运动。

二、肩关节脱位

肩关节是一种球窝关节，如同高尔夫球和球托，主要由关节盂（球托）与肱骨头（高尔夫球）所构成，周围还有肩峰、喙突等骨性结构（图 14-1-5）。肩关节的关节囊和韧带相对薄弱松弛，因而是身体运动幅度最大，也是最灵活的关节，能配合胳膊进行前、后、内、外旋转等各个方向的活动。因此，肩关节在活动时，肱骨头容易从关节盂中向前或向后脱出，即为肩关节脱位（图 14-1-6）。肩关节是所有关节中最易脱位的。

肩关节脱位常见于单双杠、棒球和橄榄球等运动中，尤其是在双杠运动中做杠上屈体前滚时，极易造成肩关节前脱位。在意外跌倒时胳膊向前方伸出，如手掌或肘部先着地，外力沿胳膊向上传导，会造成肩关节后脱位（图 14-1-7）。

【临床诊断】 首先拍摄 X 线片进行检查，明确肩关节是否脱位，以及是否存在骨折的情况。按照肱骨头脱出的方向，可分为肩关节前脱位和后脱位。由于肩关节前方最为薄弱，因此肩关节前脱位最为多见。

肩关节脱位主要表现为关节肿胀、疼痛和活动受限等。患者用手托住受伤的胳膊，头和身体向受伤的胳膊倾斜，可见肩关节呈"方肩畸形"，在肩关节前方或后方可以摸到脱出的肱骨头（图 14-1-8）。当肘部贴于胸前时，手掌不能接触对侧肩部，即搭肩试验（Dugas 征）阳性（图 14-1-9）。

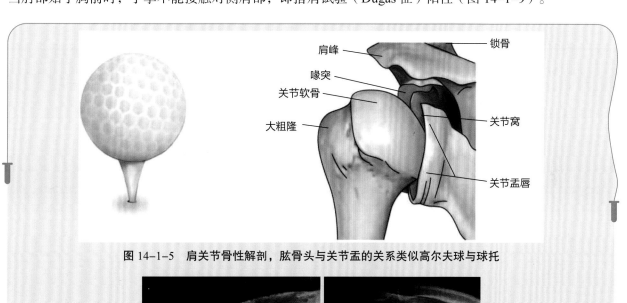

图 14-1-5 肩关节骨性解剖，肱骨头与关节盂的关系类似高尔夫球与球托

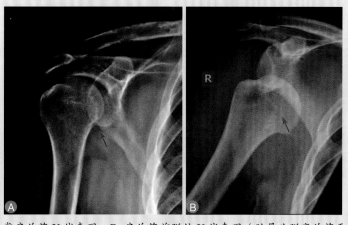

A. 正常肩关节 X 线表现；B. 肩关节前脱位 X 线表现（肱骨头脱离关节盂）。
图 14-1-6 肩关节正常与前脱位 X 线表现

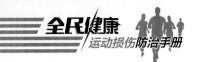

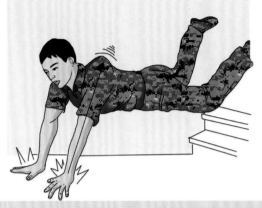

图 14-1-7　跌倒时手掌先着地，导致左肩关节后脱位

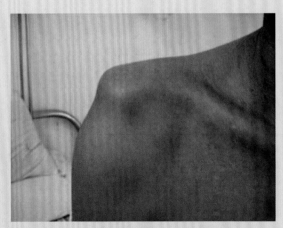

图 14-1-8　肩关节前脱位"方肩畸形"

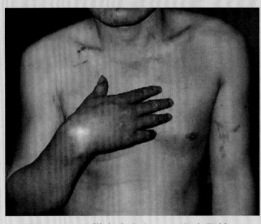

图 14-1-9　搭肩试验（Dugas 征）阳性

【治疗方法】　肩关节脱位如在初期治疗不及时、不恰当，后期容易形成习惯性脱位，因此早期处理尤为重要，应当引起足够的重视。

一旦出现肩关节脱位，患者应立刻悬吊固定上肢，并尽快前往医院，切勿在没有医务人员在场的情况下盲目自行复位，否则容易导致肩关节损伤加重，甚至有可能出现肩关节骨折。

如果无肩关节骨折，应尽快进行手法复位，复位时要轻柔牵拉（图 14-1-10），复位后上肢要悬吊固定至少 3 周（图 14-1-11），以使肩关节周围的组织得到自我修复，并配合 4 ~ 6 周的物理治疗。

通过以上措施，肩关节功能通常可以得到完全恢复。

如果肩关节再次出现脱位，通常需要进行手术治疗，目前的主流方法是肩关节镜微创手术修复（图 14-1-12）。

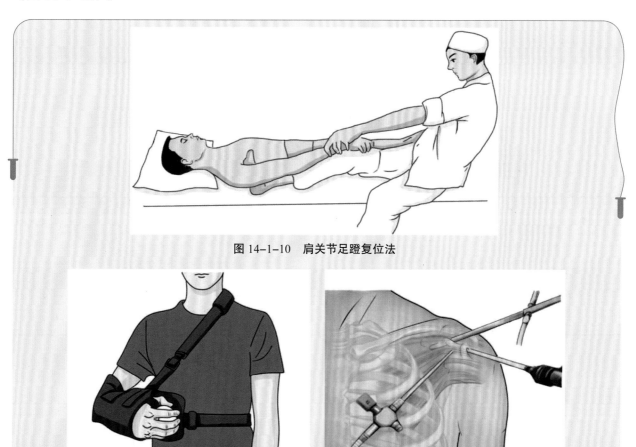

图 14-1-10　肩关节足蹬复位法

图 14-1-11　肩关节脱位上肢悬吊固定　　　　图 14-1-12　肩关节镜微创手术

【康复锻炼】　坚持康复锻炼（图 14-1-13 ～ 图 14-1-19），肩关节功能可以得到较好的恢复。

1. 摆钟——划圈锻炼

身体前屈 90 度，腰部保持水平，以桌子做支撑，划圈式转动身体带动上肢顺时针转动 10 次，然后逆时针转动 10 次，每天 3 遍（图 14-1-13）。

2. 肩关节屈曲（主动）锻炼

仰卧位或坐位，握紧双手，肘部尽可能伸直，上臂举过头顶。重复 10 ～ 20 次，每天 3 遍（图 14-1-14）。

3. 支持下的肩关节旋转锻炼

肘部置于桌面并保持位置不变，肩关节于身体平面，前臂在桌面上做向前、向后滑动（图 14-1-15）。重复 10 次，每天 3 遍。

4. "行走"（主动）锻炼

肘部伸直，以手指在墙壁上或门框上尽可能"向上爬行"（图 14-1-16）。每次 10 秒，重复 3 次，每天 3 遍。

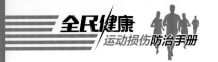

5. 肩关节内旋（主动）锻炼

将手放到背后屈伸肘关节（图 14-1-17）。重复 10 次，每天 3 遍。

6. 屈肩（主动）锻炼

举起上肢指向天花板，保持肘关节伸直（图 14-1-18）。每次 10 秒，重复 3 次，每天 3 遍。

7. 肩关节外展（主动）锻炼

掌心向下，肘关节伸直，上肢向外侧抬起（图 14-1-19）。不能耸肩，身体也不能倾斜。重复 3 次，每天 3 遍。

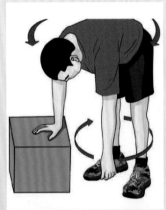
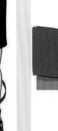
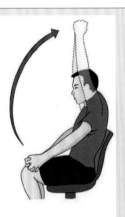

图 14-1-13　划圈锻炼　　　　　图 14-1-14　肩关节屈曲（主动）锻炼

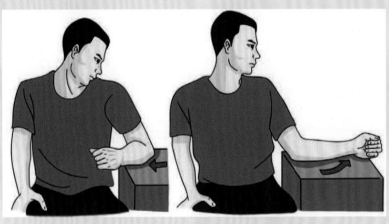

图 14-1-15　支持下的肩关节旋转锻炼

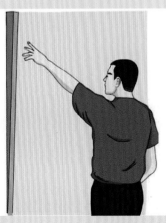
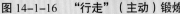
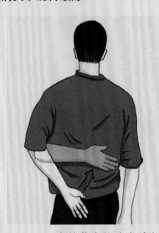

图 14-1-16　"行走"（主动）锻炼　图 14-1-17　肩关节内旋（主动）锻炼

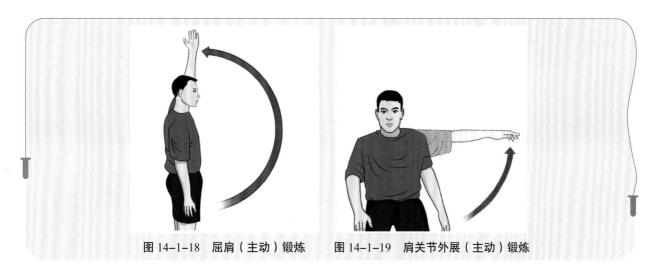

图 14-1-18 屈肩（主动）锻炼　　图 14-1-19 肩关节外展（主动）锻炼

三、肩锁关节损伤

肩锁关节是连接锁骨和肩峰的关节，主要功能是连接肩关节，并辅助肩胛骨的运动。在运动中跌倒或进行接触性运动时，如果肩关节内收时受到直接暴力，可造成典型的肩锁关节损伤（图 14-1-20）。此外，在格斗等运动中，也可发生肩锁关节损伤，甚至出现半脱位或脱位。

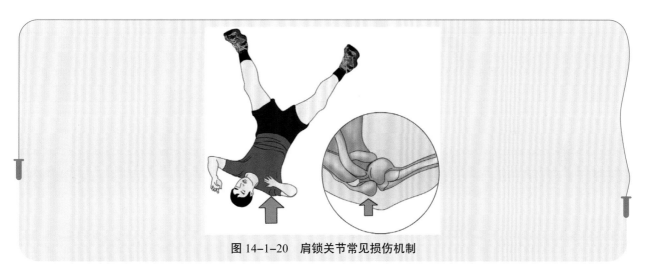

图 14-1-20 肩锁关节常见损伤机制

【临床诊断】

1. 临床表现

有外伤史，可有局部疼痛。患者一般在刚受伤时疼痛不明显，以后症状逐渐加重，上肢不能下垂，提重物时疼痛明显。如果脱位较轻，肩部外形没有明显变化。由于肩锁关节位于皮下，如果是全脱位，可以看到肩锁关节处有明显异常隆起。双侧对比较明显（图 14-1-21，图 14-1-22）。

2. 影像检查

首先应该进行双侧肩锁关节 X 线检查，并且要求在负重位时拍摄（双手提同样的重物），以尽可能降低漏诊率（图 14-1-23）。

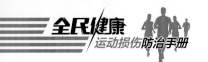
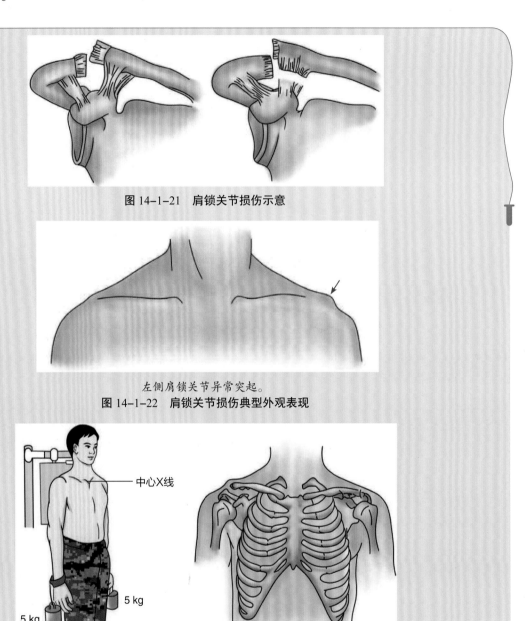

图 14-1-21　肩锁关节损伤示意

左侧肩锁关节异常突起。
图 14-1-22　肩锁关节损伤典型外观表现

中心X线

5 kg

5 kg

图 14-1-23　双手提重物进行 X 线检查

3. 损伤分型

最常用的肩锁关节损伤分型是 Rockwood 分型，一般将肩锁关节损伤分成 6 型（图 14-1-24）。

Ⅰ型：肩锁韧带扭伤，喙锁韧带完整，肩锁关节保持稳定。X 线检查显示肩锁关节无异常，磁共振检查可见肩锁韧带扭伤迹象。

Ⅱ型：肩锁韧带完全断裂，喙锁韧带损伤，肩锁关节半脱位。X 线检查显示喙锁间隙较正常增加小于 25%。

Ⅲ型：肩锁韧带及喙锁韧带均完全断裂，肩锁关节全脱位。X 线检查显示喙锁间隙较正常增加 25% ~ 100%。

Ⅳ型：肩锁韧带及喙锁韧带均完全断裂，伴有锁骨远端后移，甚至穿入斜方肌，固定于斜方肌内。

Ⅴ型：肩锁韧带及喙锁韧带均完全断裂。X 线检查显示喙锁间隙较正常增加 100% ~ 300%，锁骨

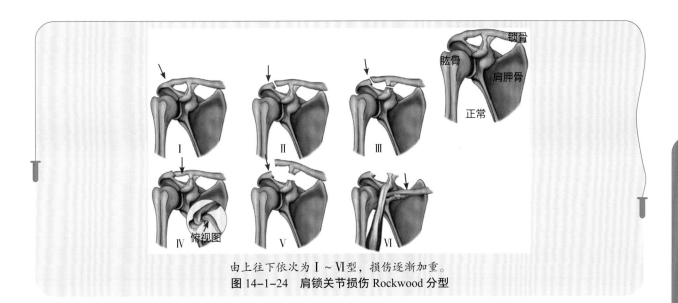

由上往下依次为 I ～ VI 型，损伤逐渐加重。

图 14-1-24 肩锁关节损伤 Rockwood 分型

位于皮下。

VI型：肩锁关节全脱位，肩锁韧带及喙锁韧带均完全断裂，锁骨远端移位至喙突下、腹股沟镰后。

【治疗方法】

1. I 型和 II 型肩锁关节损伤可给予保守治疗（图 14-1-25），上肢悬吊固定 4 ～ 6 周多可自愈。如果患者肩锁关节遗留持续性疼痛，则要考虑手术治疗。

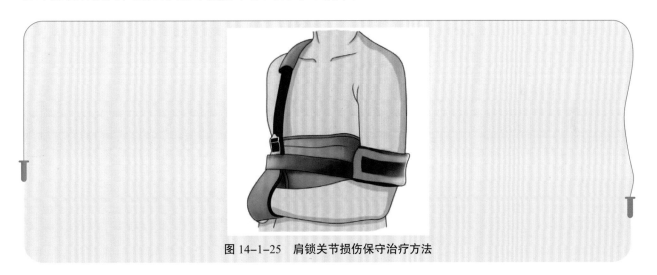

图 14-1-25 肩锁关节损伤保守治疗方法

2. III 型肩锁关节损伤的治疗方式有争议，对简单的 III 型肩锁关节损伤，可尝试 3 ～ 4 个月的非手术治疗，通常疗效良好。

3. 手术治疗方式适用于非手术治疗失败的 III 型肩锁关节损伤和IV型、V 型、VI 型肩锁关节损伤。通常IV型和VI型肩锁关节损伤较少见。

4. 术后康复

（1）肩锁关节镜手术或切开肩锁关节手术后，前 2 天需要佩戴肩带，肩锁关节可以进行冰敷，以缓解疼痛。随后去除肩带，可以使用手臂进行日常生活活动，比如洗澡、穿衣和开车等。

（2）肩锁关节重建术后，前 7 天需要进行冰敷，以减轻肿胀。肩带一般佩戴 6 周，以促使重建的

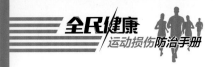

肩锁韧带愈合。

【预防措施】 在运动中跌倒或进行接触性运动时，要注意避免暴力性损伤。

第二节 肘关节损伤

一、高尔夫球肘

高尔夫球肘又称肱骨内上髁炎，是前臂屈肌总腱止点（屈肌是前臂掌侧面的肌肉，其止点在肘关节的内侧）处的慢性损伤性炎症，因多发于高尔夫球运动员而得名（图 14-2-1）。

此外，经常过度或频繁使用肘关节也易发生此病，如经常进行投掷运动等。损伤机制是反复地做屈腕和紧握动作，使得前臂屈肌腱在附着部位反复出现轻微的撕裂（图 14-2-2），日积月累逐渐出现症状。

【临床诊断】 肱骨内上髁尖部下内侧有明显的压痛，有时可触及变硬的前臂屈肌腱和黄豆大小的痛性硬结，后者为前臂屈肌腱粘连结节。皮肤外观多数无红肿，少数可见肿胀。常见病因如下。

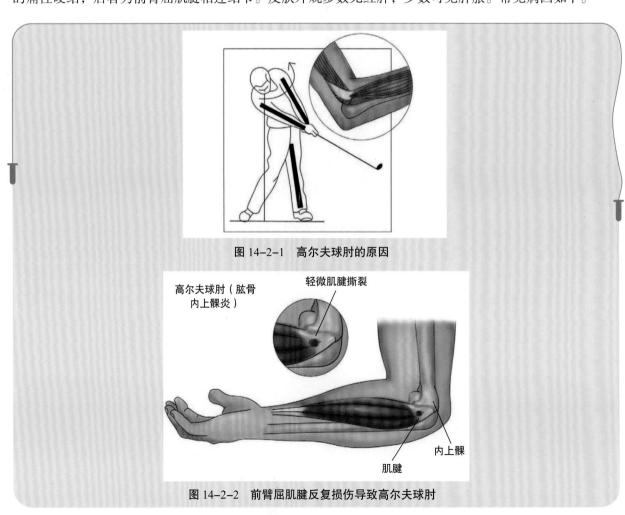

图 14-2-1 高尔夫球肘的原因

图 14-2-2 前臂屈肌腱反复损伤导致高尔夫球肘

1.因长期运动引起。发展较为缓慢，只是运动后偶感肘内侧疼痛（图 14-2-3），逐渐加重。患者多自述肘内侧骨突部疼痛，以酸痛为主，可向上臂及前臂"窜着疼"，劳累后疼痛加剧。疼痛常导致肢体活动受限，或不能搬运重物。亦可因劳累和频繁进行屈腕、屈指运动而反复发作。

2.因外伤引起。突然发生，伴肘内侧疼痛，前臂旋前、屈腕受限（图 14-2-4）。如果伴肘部创伤性尺神经炎，可出现前臂和手的小指侧疼痛、麻木，无名指、小指精细动作不灵活。

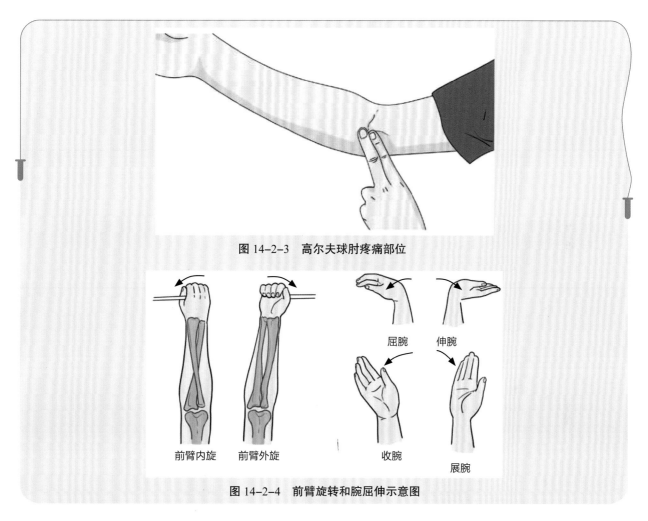

图 14-2-3　高尔夫球肘疼痛部位

图 14-2-4　前臂旋转和腕屈伸示意图

【治疗方法】

1. 急性期处理

（1）休息：尽量避免引起疼痛的活动，如伸腕、旋转前臂等。

（2）冰敷：每次 15 ~ 20 分钟，每天 3 ~ 4 次。

（3）药物治疗：可服用非甾体抗炎药，如双氯芬酸钠肠溶片、双氯芬酸钠双释放肠溶胶囊等，也可外用双氯芬酸二乙胺乳胶剂、布洛芬等搽剂。

（4）冲击波治疗：冲击波是一种物理治疗，可以促进局部血液循环，减轻炎症（图 14-2-5）。

（5）封闭治疗：次数不宜过多，以 2 ~ 3 次为宜，每次封闭间隔时间 7 ~ 14 天。

（6）支具固定：可以限制前臂活动，以缓解疼痛，并防止损伤进一步加重（图 14-2-6）。

2. 慢性期康复

可用赛乐棒治疗高尔夫球肘（反向泰勒扭转练习），如图 14-2-7 所示。每组 15 次，每天 3 组。

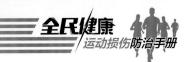

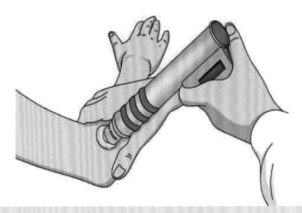

图 14-2-5 冲击波治疗

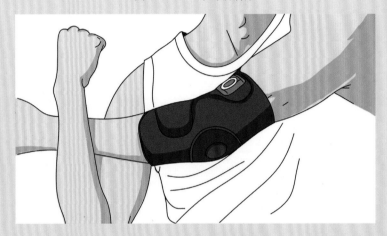

图 14-2-6 肘部支具固定

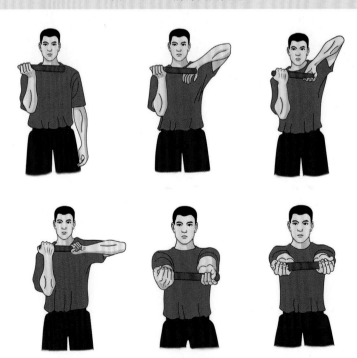

图 14-2-7 赛乐棒治疗高尔夫球肘

（1）患侧手心向上握住赛乐棒，肘部弯曲，使赛乐棒与地面平行。

（2）旋转健侧前臂，使手心向外。

（3）健侧手心向外握住赛乐棒另一端。

（4）健侧手扭转赛乐棒，患侧手保持稳定。

（5）保持赛乐棒的扭转状态，使双肘关节向前伸直。

（6）控制健侧腕关节，慢慢释放患侧腕关节。

【预防措施】

1. 进行单项运动时，也要进行体能锻炼，特别要注重力量的锻炼。

2. 在运动时，要合理安排和循序渐进，不要急于求成和超负荷运动。

3. 运动前要进行准备活动，运动后要进行放松活动，出现症状要注意冰敷。

4. 要规范动作，以防止肌腱的损伤。

5. 要限制运动强度，不要长期高强度运动。

6. 要佩戴护具，没有受伤时可佩戴一般的护具，受伤后要佩戴有凸起的护具，以加强抑制对肌腱的牵引。

二、网球肘

网球肘又称肱骨外上髁炎，是指由于前臂伸肌（位于前臂背侧）腱起点被反复牵拉，造成累积性损伤而形成的一种慢性损伤性炎症，因多发于网球运动员而得名。

此外，凡前臂或腕部运动过多、强度过大或时间过长者，均易发生网球肘。如长期进行投掷等上肢运动，网球肘的发生率也比较高（图14-2-8）。

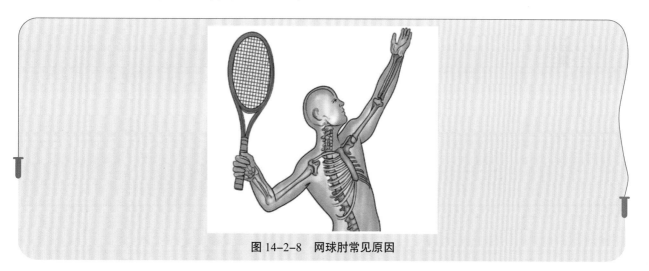

图 14-2-8 网球肘常见原因

【临床诊断】

1. 临床表现

主要表现为肘关节外上方局限性疼痛，有时向前臂放射（图14-2-9）。抓握物品时疼痛加重，如提壶、拧毛巾等。还表现为持物无力，会因突发剧痛而使手中物品掉落，休息后可缓解，但再次运动或遇寒冷时疼痛加重。肘关节外上方，即肱骨外上髁处压痛明显，伸腕（图14-2-10）时疼痛加剧。

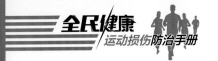

2. 检查方法

检查者一手托住患者肘关节，嘱其尽力抬腕并向拇指侧偏，另一手施加适当阻力，若患者肘关节外侧出现疼痛，则提示网球肘（图 14-2-11）。

【治疗方法】

1. 急性期处理

（1）休息：尽量避免引起疼痛的活动，如伸腕、旋转前臂等。

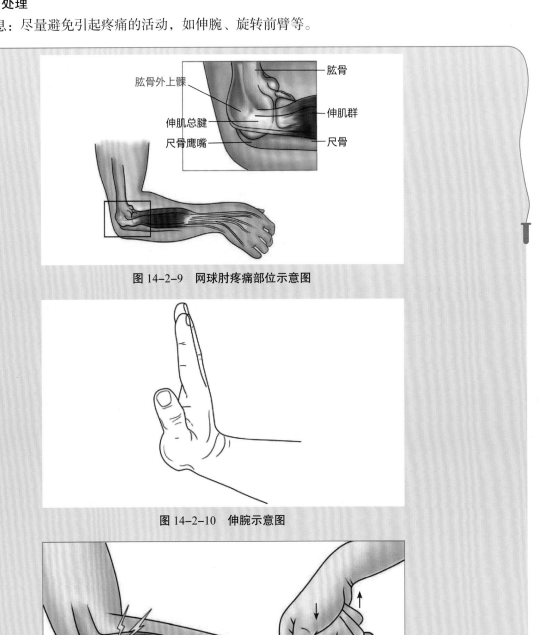

图 14-2-9　网球肘疼痛部位示意图

图 14-2-10　伸腕示意图

图 14-2-11　网球肘检查方法示意图

第十四章　上肢关节损伤

肱骨外上髁　肱骨　伸肌总腱　伸肌群　尺骨鹰嘴　尺骨

（2）冰敷：每次 15 ~ 20 分钟，每天 3 ~ 4 次。

（3）药物治疗：可服用非甾体抗炎药，如双氯芬酸钠肠溶片、双氯芬酸钠双释放肠溶胶囊等，也可外用双氯芬酸二乙胺乳胶剂、布洛芬等搽剂。

（4）冲击波治疗：冲击波是一种物理治疗，可以促进局部血液循环，减轻炎症（图 14-2-5）。

（5）封闭治疗：次数不宜过多，以 2 ~ 3 次为宜，每次封闭间隔时间 7 ~ 14 天。

（6）支具固定：可以限制前臂活动，以缓解疼痛，并防止损伤进一步加重（图 14-2-6）。

2. 慢性期康复

（1）热敷：在按摩或运动前热敷。

（2）自我锻炼法。

方法一：把木棍或赛乐棒（或扳手等）握在手中，前臂保持不动，手腕带着木棍向外旋至水平，然后慢慢恢复。每组 10 次，每天 8 ~ 10 组，速度不宜太快（图 14-2-12）。

方法二：前臂固定于胸前保持不动，手握拳慢慢屈伸，每组 10 次，每天 8 ~ 10 组（图 14-2-13）。

（3）赛乐棒治疗：即泰勒式扭转锻炼，同高尔夫球肘康复法，见图 14-2-7 及相关说明。

【预防措施】

1. 进行单项运动时，也要进行体能锻炼，特别要注重力量的锻炼。

2. 在运动时，要合理安排和循序渐进，不要急于求成和超负荷运动。

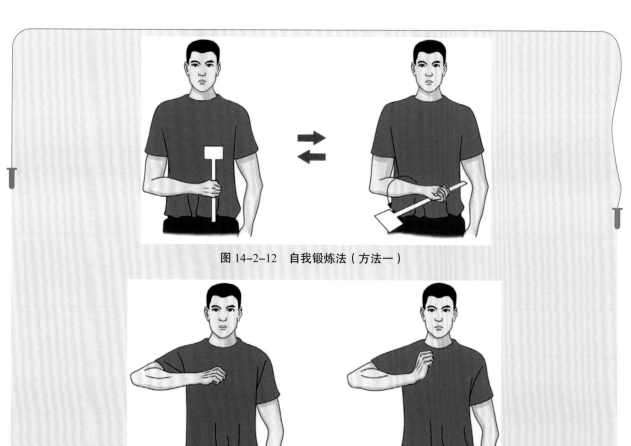

图 14-2-12　自我锻炼法（方法一）

图 14-2-13　自我锻炼法（方法二）

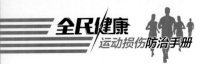

3. 运动前要进行准备活动，运动后要进行放松活动，出现症状要注意冰敷。

4. 要规范动作，以防止肌腱的损伤。

5. 要限制运动强度，不要长期高强度运动。

6. 要佩戴护具，没有受伤时可佩戴一般的护具，受伤后要佩戴有凸起的护具，以加强抑制对肌腱的牵引。

三、尺骨鹰嘴滑囊炎

肘部的尖端（肘尖）又称为尺骨鹰嘴，肱三头肌腱止于尺骨鹰嘴。此处有两个滑囊，一个位于尺骨鹰嘴和肱三头肌腱之间，称为尺骨鹰嘴腱下滑囊；另一个位于肱三头肌腱和皮肤之间，称为尺骨鹰嘴皮下滑囊。

尺骨鹰嘴皮下滑囊位于肘尖端松弛的皮肤和肌腱之间，正常情况下是扁平的，其内部压力较小，且易受到外界压力的影响。在受刺激或发炎的情况下，滑囊内的液体增加，滑囊肿胀变大，称为尺骨鹰嘴滑囊炎（图 14-2-14）。

尺骨鹰嘴滑囊炎多是由滑囊局部反复受到外界压力作用所引起的，最常见的是长期匍匐运动或长期伏案时，由肘部反复摩擦或碰撞所引起（图 14-2-15）。

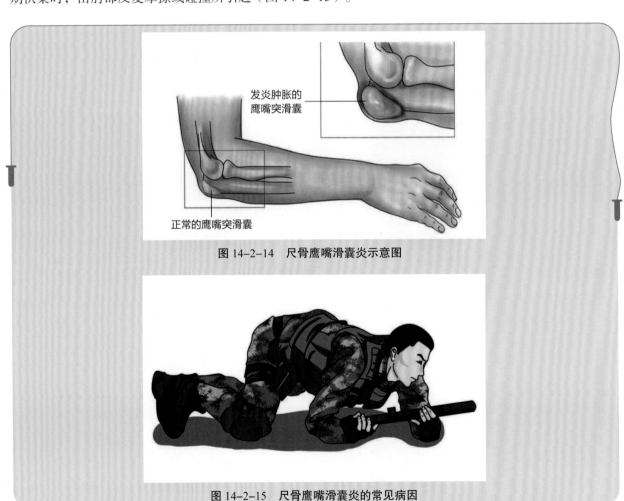

图 14-2-14　尺骨鹰嘴滑囊炎示意图

图 14-2-15　尺骨鹰嘴滑囊炎的常见病因

【临床诊断】

1. 急性尺骨鹰嘴滑囊炎

多由运动中肘部直接创伤引起，主要表现为疼痛、压痛明显、活动受限和局部红肿（图14-2-16）。

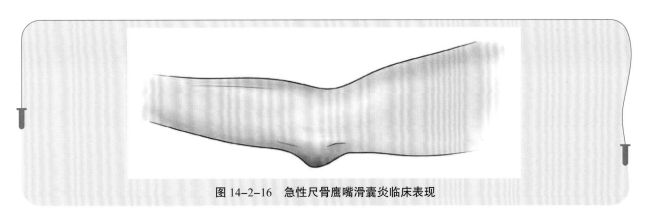

图14-2-16　急性尺骨鹰嘴滑囊炎临床表现

2. 慢性尺骨鹰嘴滑囊炎

在急性尺骨鹰嘴滑囊炎多次发作或肘部反复受到创伤之后发展而成。主要表现为尺骨鹰嘴部出现皮下囊肿，直径为2～4厘米，活动度一般较好，常有轻微压痛和轻微波动感。囊肿的硬度与囊壁的厚薄和积液的多少有关，有钙化时囊肿较硬，肘关节屈伸活动轻度受限。

【治疗方法】　急性尺骨鹰嘴滑囊炎大多会出现肘后软组织的迅速肿胀，对于没有经验的运动人员来说可能会引起恐慌，以为是骨折或脱位。因此，患者应尽快到医院就诊，行相关影像学检查以排除骨折或脱位。

急性期以休息为主，停止运动，患肢给予冷敷和制动。疼痛严重时可应用非甾体抗炎药，如双氯芬酸钠双释放肠溶胶囊或双氯芬酸钠肠溶片等。如通过以上治疗症状无法缓解，且囊肿积液较多时，可以进行囊肿穿刺，抽出积液，囊肿内同时注射糖皮质激素类药物，随后用弹力绷带加压包扎，一般效果较好。

如果滑囊增厚影响正常运动，且保守治疗无效，可考虑进行手术治疗。

【预防措施】

1. 在匍匐运动中，必须真正掌握要领，四肢与躯干要协同动作，克服单纯或主要依靠肘部支撑用力向前移动的习惯。

2. 避免长时间进行匍匐运动，注意充分休息。

3. 匍匐运动应佩戴防护装备。

四、肘关节脱位

肘关节囊附着于肘关节面附近的骨面上，肱骨内、外上髁均位于肘关节囊外。肘关节囊前后松弛薄弱，两侧紧张增厚形成侧副韧带（图14-2-17）。

肘关节脱位是肘部常见损伤，多由间接暴力引起，暴力的传导和杠杆作用是引起肘关节脱位的基本外力形式。肘关节脱位多发生于格斗和举重等运动中（图14-2-18）。

肘关节脱位可分为后脱位、前脱位和侧脱位（图14-2-19）。由于肘关节囊前、后较松弛薄弱，在跌倒时手掌着地、肘关节完全伸直和前臂旋后位时易发生脱位（图14-2-20）。因此，肘关节后脱位

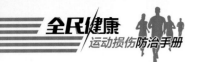

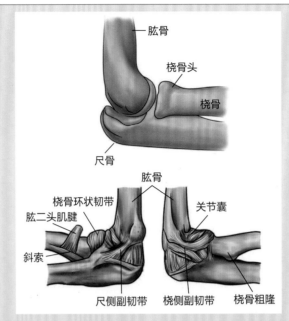

图 14-2-17 肘关节的构成及周围附着的韧带、关节囊

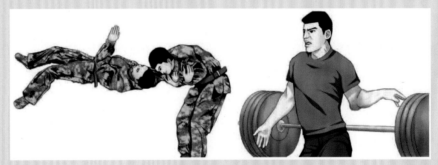

图 14-2-18 肘关节脱位的原因

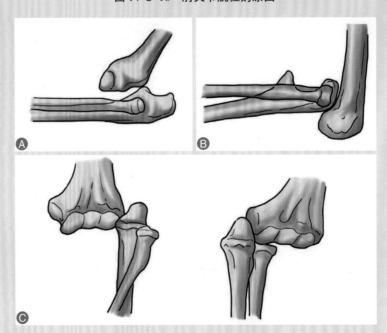

A. 后脱位；B. 前脱位；C. 侧脱位。

图 14-2-19 肘关节脱位的类型

较为常见。由于肘关节结构复杂，肘关节脱位常合并肘部其他结构或组织的严重损伤，如肘部骨折和肘关节囊、韧带、血管或神经的损伤。

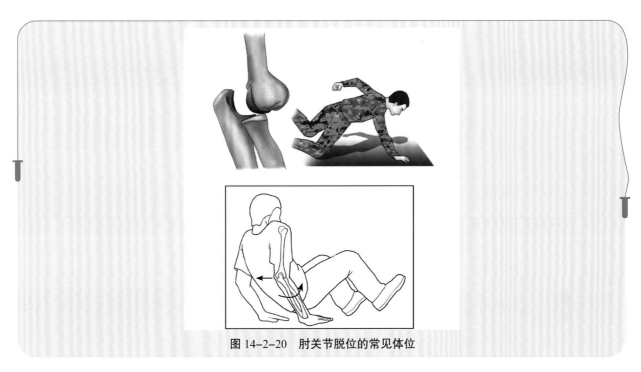

图 14-2-20 肘关节脱位的常见体位

【临床诊断】 主要表现为肘关节疼痛、肿胀和屈伸活动受限。此外，还应注意有无血管或神经等损伤的症状和体征，如肢体麻木或皮肤发凉等。

1.肘关节后脱位

肘关节后可摸到一个明显的软组织凹陷，由于尺骨鹰嘴向后突出，在凹陷下方可触摸到（图 14-2-21）。

2.肘关节前脱位

肘关节疼痛、触痛和肿胀，并出现僵硬和强直，固定在一个姿势而不能活动。

3.肘关节侧脱位

肘关节疼痛、活动受限，呈现内翻或外翻畸形（图 14-2-22），X 线检查可明确诊断。

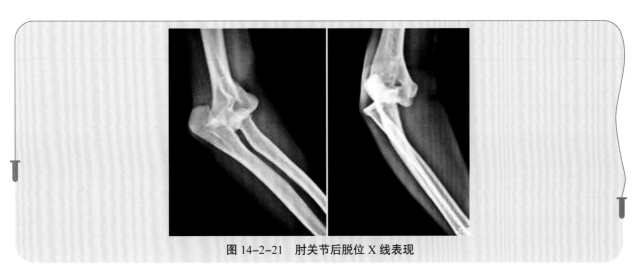

图 14-2-21 肘关节后脱位 X 线表现

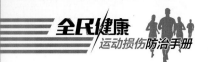
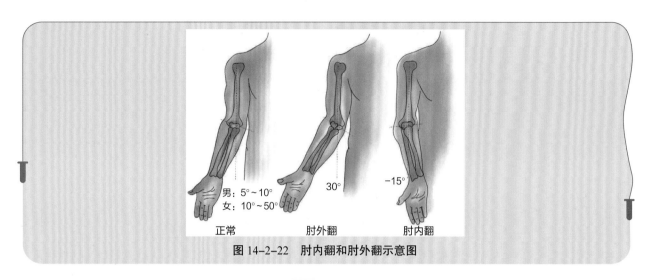

图 14-2-22　肘内翻和肘外翻示意图

【治疗方法】　由于肘关节脱位可能伴有血管或神经的损伤，若处理不及时会导致截肢等严重后果。因此，早期恰当的处理尤为重要，应当引起足够的重视。在运动中一旦出现肘关节脱位，应立刻进行悬吊固定，尽快前往医院，切勿在没有医务人员在场的情况下盲目自行复位，否则会引发或加重血管和神经的损伤。

1. 保守治疗

肘关节脱位或合并骨折的主要治疗方法为手法复位（图 14-2-23）。患者取坐位，行局部或臂丛神经麻醉，如肘关节脱位时间较短（30 分钟内），亦可不施麻醉。

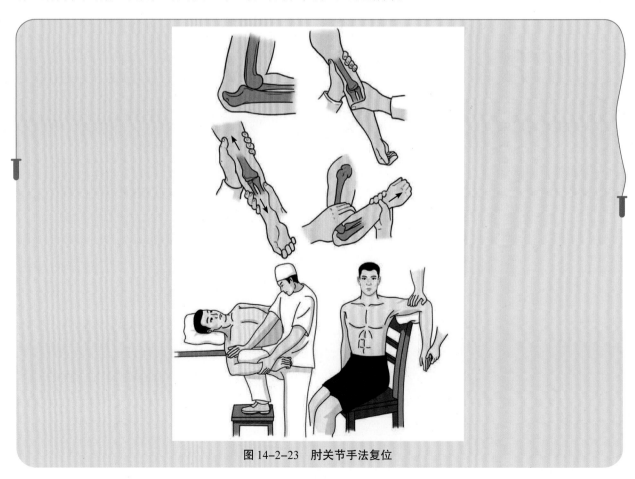

图 14-2-23　肘关节手法复位

（1）两人手法复位：助手双手紧握患者上臂，术者双手紧握患者腕部，着力牵引并逐渐将肘关节屈曲 60 ～ 90 度，并可稍加旋前，可听到复位响声或复位的振动感。

（2）一人手法复位：用膝肘复位法或椅背复位法，复位后用上肢石膏将肘关节固定在功能位。3 周后拆除石膏，做主动的功能康复锻炼，或辅以理疗，但不宜做强烈的被动活动。

2. 手术治疗

如果手法复位失败或不适于手法复位，以及合并肘部严重损伤，如尺骨鹰嘴骨折并有分离移位等，应施行手术治疗。

3. 康复锻炼

手法复位固定 3 周即可开始功能康复锻炼。固定期间可活动手指、抬高手腕和手，肩关节进行适当活动，可减轻肘关节肿胀。手术切开复位 2 周，即可开始肘关节功能康复锻炼。

（1）肘关节屈伸：在不引起任何症状的前提下，尽量将肘关节弯曲，并达到轻度到中度的伸展。重复 10 次，每天 3 组（图 14-2-24）。

（2）前臂旋转：在不引起任何症状的前提下，肘关节屈曲 90 度，掌面向上，缓慢旋转前臂，并达到中度的伸展。重复 10 次，每天 3 组（图 14-2-25）。

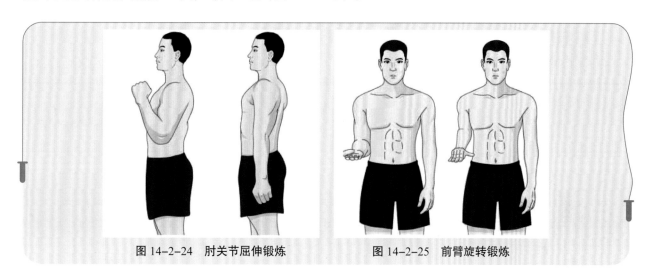

图 14-2-24　肘关节屈伸锻炼　　　　图 14-2-25　前臂旋转锻炼

【预防措施】

1. 运动前认真做好准备活动，做一些环绕和伸展活动，让各个关节和部位得到充分的预热。

2. 运动前认真检查器械是否牢固、场地是否平整。

3. 运动时要采取保护措施，尤其是要加强对易受伤部位的保护。

4. 运动时尽可能避免暴力的直接冲撞。

第三节　腕关节损伤

一、腕管综合征

腕管综合征是正中神经在腕管内受压而引起的一系列症状。腕管是一个在腕部由腕骨和屈肌

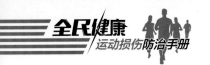

支持带（腕部前方的深筋膜）组成的纤维管道，包含9条肌腱及正中神经，而正中神经位于最浅层（图14-3-1）。任何影响正中神经必需空间的因素都可能成为病因，如桡骨远端骨折、钝性创伤导致的血肿和腱鞘囊肿等。凡涉及腕部长期大负荷、密集、反复和过度运动等，均可引起腕管综合征。

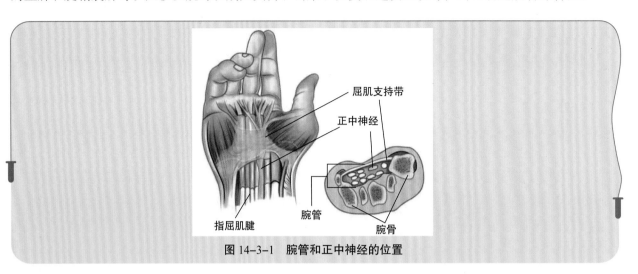

图14-3-1　腕管和正中神经的位置

【临床诊断】

1.临床表现

（1）正中神经支配区麻木：是腕管综合征的常见症状，表现为正中神经支配区（拇指、示指、中指和无名指靠近中指一侧）感觉异常和（或）麻木（图14-3-2）。

（2）手指夜间痛：是腕管综合征的首发症状，主要由于夜间休息时，腱鞘滑膜内小血管处于充血状态，静脉回流较为缓慢，产生局部肿胀，腕管内压力增高，而引起手指疼痛，并可通过改变上肢姿势、甩手或摇动腕关节，而得到一定程度的缓解。

（3）大鱼际肌肉萎缩：随着损伤加重，可出现明显的手指感觉减退和手部力量减弱等症状。长期如此可出现大鱼际（手掌拇指根部）肌肉萎缩（图14-3-3），拇指不灵活，与其他手指对捏的力量下降，甚至不能完成对捏动作等情况。

2.Phalen 征阳性

将肘部置于检查台上，前臂与地面保持垂直，双手任由重力作用自然垂腕，如果在60秒内出现手

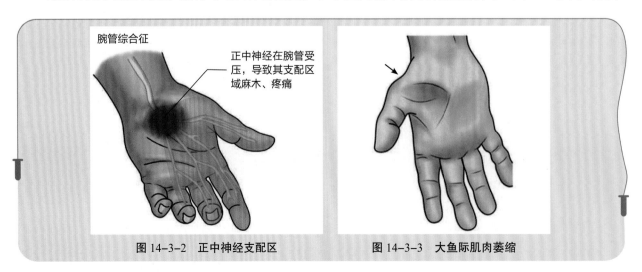

图14-3-2　正中神经支配区　　　　　图14-3-3　大鱼际肌肉萎缩

部感觉异常，则为阳性，而一般在 20 秒时就可出现症状（图 14-3-4）。

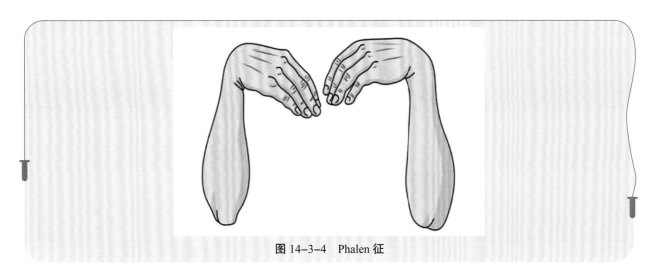

图 14-3-4　Phalen 征

3.Tinel 征阳性

沿正中神经走行从前臂向远端叩击，如果在腕管区叩击时，正中神经支配区出现麻木不适，为 Tinel 征阳性（图 14-3-5）。但叩击力度必须适当，如果过度用力或急剧叩击，则会出现假阳性。

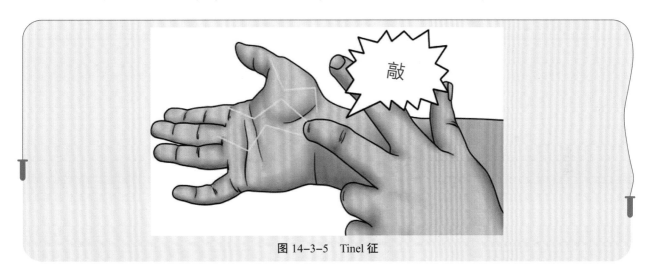

图 14-3-5　Tinel 征

4. 肌电图检查

可以帮助确定诊断，以排除其他神经的损伤或疾病，还可反映出正中神经压迫的严重程度，对于制定恰当的治疗方案有重要参考价值。

【治疗方法】

1. 自我治疗

手指疼痛严重时，可抬高腕部并给予腕部支具固定（图 14-3-6），以保持腕部处于休息位，使正中神经压力处于最小的状态，并保持手指的灵活度。腕部支具应保持全天固定 3 ~ 4 周，然后保持夜间固定直至症状消失。但是，不建议穿戴腕部支具进行运动，腕部支具固定结束后，要进行功能康复锻炼（图 14-3-7）。

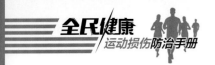
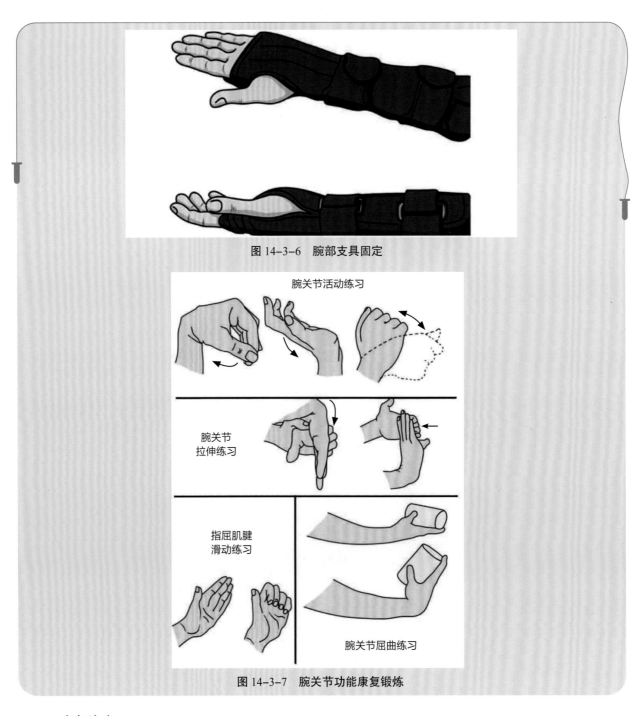

图 14-3-6 腕部支具固定

腕关节活动练习

腕关节
拉伸练习

指屈肌腱
滑动练习

腕关节屈曲练习

图 14-3-7 腕关节功能康复锻炼

2. 康复治疗

可使用超声、激光和低频等物理疗法来达到消炎镇痛的目的。

3. 药物治疗

可使用双氯芬酸钠双释放肠溶胶囊、洛索洛芬钠片等非甾体抗炎药，以减轻疼痛和减少炎症，也可以在腕管内注射糖皮质激素进行治疗，但前提是注射位置要准确，以防发生其他并发症。

4. 手术治疗

如果保守治疗不能缓解症状，则要考虑手术治疗。目前广泛应用的手术方式是切开屈肌支持带，在直视下解除对正中神经的压迫。腕关节镜技术的发展也提供了微创治疗方法，但是由于对屈肌支持带松解不如切开手术彻底，所以有再次手术的可能。

【预防措施】

在运动中要注意休息，避免长时间、大负荷地进行腕部运动。运动前要做好腕部的活动，运动后可进行腕部的拉伸以放松肌肉。

二、腕三角纤维软骨损伤

腕三角纤维软骨损伤是运动中常见损伤之一，多因跌倒时手掌撑地、腕关节过度背伸、前臂旋前或向尺侧（手掌的小指侧）偏斜等暴力的旋转挤压，造成腕三角纤维软骨的损伤（图14-3-8）。也可发生于腕部进行过多的支撑固定运动时，因腕关节反复背伸和旋转挤压，而引起腕三角纤维软骨的慢性损伤。好发于俯卧撑、投掷和格斗等运动（图14-3-9）。腕三角纤维软骨损伤易被忽视，患者多认为"养养就好"而未到医院就诊，导致经久不愈，严重影响运动效果。

【临床诊断】 主要表现为腕关节尺侧或腕关节内明显疼痛(图14-3-10)，腕部软弱无力，握力下降，当前臂或腕部旋转时疼痛加重。腕部少有肿胀，腕关节尺侧多有明确的压痛点，腕关节背伸尺侧倾斜受压时即可出现疼痛。X线检查一般正常，磁共振检查可发现腕三角纤维软骨及周围软组织的信号改变（图14-3-11）。

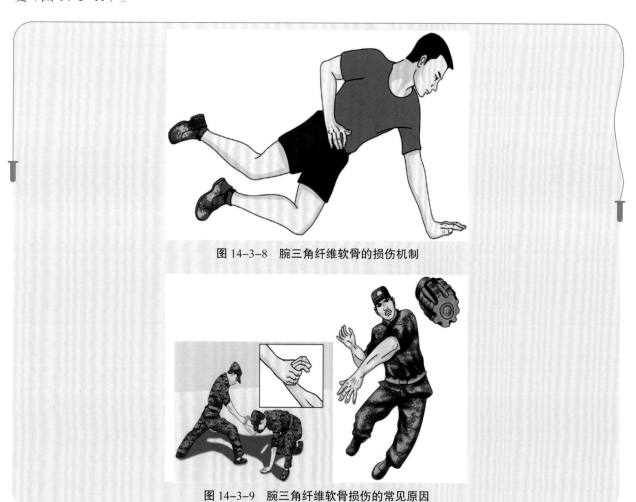

图14-3-8 腕三角纤维软骨的损伤机制

图14-3-9 腕三角纤维软骨损伤的常见原因

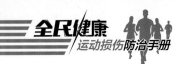

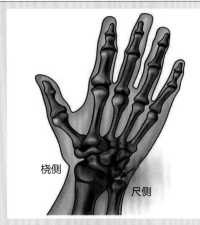

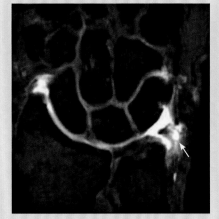

图 14-3-10　腕三角纤维软骨损伤的疼痛部位　　图 14-3-11　腕三角纤维软骨损伤的磁共振影像

【治疗方法】

1. 保守治疗

如果 X 线检查正常，临床上也没有腕关节不稳定的证据，急性期应暂停腕部运动，特别是涉及腕部旋转的运动，待损伤修复、愈合后才可进行腕部正常运动。一般需用腕部支具固定 4 ~ 6 周（图 14-3-6）。此外，也可以应用物理疗法，如磁场治疗和冲击波治疗等。若腕部支具固定后症状没有缓解，则需要进行磁共振检查，以明确损伤的程度。若保守治疗 2 ~ 3 个月后无效，可考虑进行腕关节镜检查评估或手术。

2. 关节镜手术

如果初期就已存在放射学或临床上的腕关节不稳定，应考虑早期进行腕关节镜检查评估，并进行韧带修复。

3. 康复锻炼

在腕关节屈伸和支撑动作无疼痛后，才可逐渐进行腕部与前臂的旋转锻炼，锻炼时必须佩戴护具。所佩戴的护具应对腕关节背伸和旋转有所限制，如佩戴护腕或在护腕外加弹力绷带包扎，以防再次受伤。

腕部与前臂的旋转锻炼方法：肘关节屈曲 90 度，前臂向前平伸，五指并拢伸直；掌心向上维持 5 秒，绕前缓慢向内旋使掌心向下，维持 5 秒（图 14-3-12）。每组 10 次，每天 3 组。锻炼过程中肘关节始

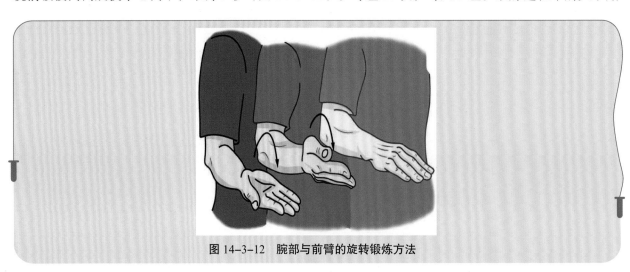

图 14-3-12　腕部与前臂的旋转锻炼方法

终贴近身体，如果很容易完成，则可以用哑铃辅助锻炼。

【预防措施】

1. 做好热身活动，充分活动腕关节。

2. 规范技术动作，以防因动作不规范，而导致腕三角纤维软骨损伤。

3. 合理安排腕部运动的强度，避免长期、大负荷的腕部运动。

4. 加强前臂与手腕的力量和柔韧性锻炼，初期锻炼可以佩戴护腕。

第十五章

下肢关节损伤

第一节 髋关节损伤

一、髋关节撞击综合征

髋关节撞击综合征也称股骨髋臼撞击综合征，是指由不正常的股骨和髋臼形状，造成髋关节匹配度较差，从而在髋关节活动到极限位置时，股骨头和髋臼边缘发生异常接触或碰撞（图 15-1-1），造成盂唇和髋臼关节软骨损伤，引起髋关节慢性疼痛和活动受限等症状，特别是髋关节屈曲加内旋受限，如果不及时治疗，可发展为骨性髋关节炎。髋关节撞击综合征主要有以下 3 种类型（图 15-1-2）。

【临床分型】

1. 凸轮撞击型

主要是股骨头颈结合处存在异常突起，使其成为凸轮样的非球面体，在剧烈运动，尤其是髋关节屈曲时，突出的部分挤压、碰撞并剪切髋臼关节软骨和盂唇，从而引起疼痛。

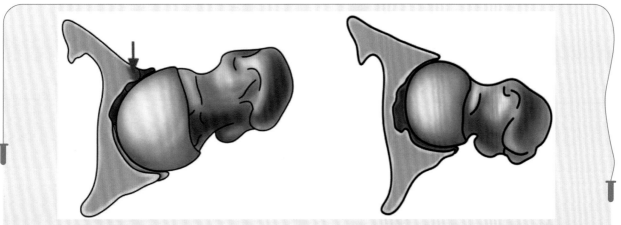

宽展突出的股骨颈或前外侧缩短的头颈连接，易导致髋关节间隙狭小、股骨头和髋臼边缘重复接触、盂唇磨损变性及髋臼关节软骨的损伤。髋臼形态改变，如发育畸形、髋臼后倾或髋臼内陷等，髋臼后倾导致髋臼缘前外侧形成突起，髋关节在屈曲和内旋时遇到障碍，从而导致股骨髋臼撞击。髋关节解剖结构正常或接近正常，但髋关节过度（超生理功能）活动，亦可发生髋关节撞击综合征。

图 15-1-1 股骨头和髋臼边缘发生异常接触或碰撞的机制

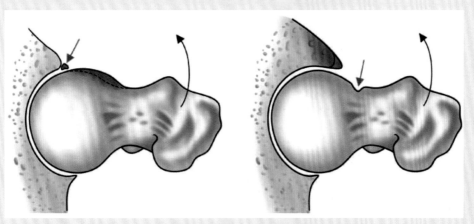

图 15-1-2 凸轮撞击型和钳夹撞击型髋关节撞击综合征

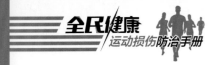

2.钳夹撞击型

主要是由髋臼异常所致，多见于髋臼后倾或髋臼过深的患者，其股骨头形态可以是正常的，髋臼可整体覆盖或前方部分过多覆盖股骨头。

3.混合型

上述两种情况兼而有之。

【临床诊断】

1.临床表现

主要表现为大腿根部前方、侧方或后方臀部的疼痛，但用手又触摸不到确切的疼痛点。疼痛有时伴弹响和交锁感，或有间断或持续性腹股沟区疼痛，久坐、从椅子上站起、穿鞋袜、进出小汽车或盘腿坐时加重，且合并髋关节活动受限和大腿内外旋等活动度的降低等（图15-1-3）。或表现为髋部无力、打软和假性交锁等。最终可导致盂唇和髋臼关节软骨损伤，晚期还可发展为骨性髋关节炎。

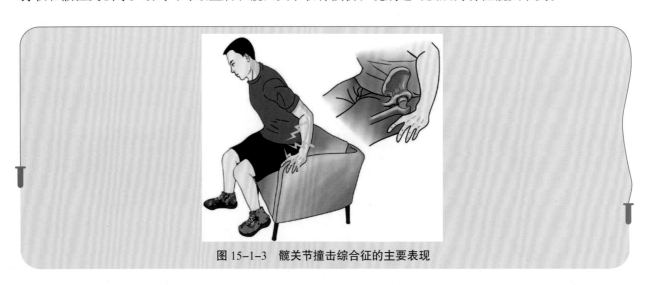

图 15-1-3　髋关节撞击综合征的主要表现

如果出现上述表现，应停止运动，特别是容易引发疼痛的运动，如深蹲或马步等。一般休息2周症状应有所减轻。如果休息后症状减轻不明显，应到医院就诊，根据检查结果选择是否手术治疗。

2.诊断检查

骨盆正位X线检查为首选方法。若检查显示尾骨尖端指向耻骨联合，且二者之间的距离是1～2厘米，则提示股骨头和髋臼边缘存在骨性解剖异常（图15-1-4）。

相比于X线检查，CT可以更直观地显示股骨头和髋臼边缘的骨性解剖异常，并能显示更细微的骨性改变。

磁共振检查可直接显示盂唇和髋臼关节软骨的损伤。而髋关节造影则能准确显示髋关节撞击综合征伴有的盂唇撕裂。

【治疗方法】
如果损伤轻微，且症状不重，对日常工作和生活影响不大，可采取保守治疗，如改变生活方式、运动方式，以及口服非甾体抗炎药等。必要时，可辅助牵引、避免负重和进行理疗，一般4～6周为1个疗程。

如果损伤较重，且症状明显（特别是出现跛行、行走距离短、疼痛缓解困难和交锁弹响等），影响日常工作和生活，可以考虑手术治疗。目前，髋关节镜微创手术是治疗髋关节撞击综合征的主要方式。

【预防措施】
剧烈运动前首先要进行慢跑，而髋关节各个方向的运动，一般安排在10分钟后再

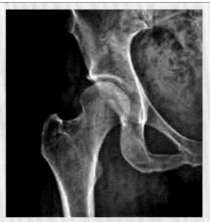

图 15-1-4 股骨头颈凹陷不足伴局部骨质增生 X 线表现

进行比较合适。而且运动应循序渐进，避免运动量骤然增加或减少。

二、盂唇损伤

髋关节的髋臼边缘部，尤其是前、外、上有一圈软骨组织，形似"嘴唇"，故命名为盂唇。当对应的股骨头过度向前、外、上方活动时，即大腿极度弯曲、做大劈叉或一字马动作时，容易导致盂唇损伤或撕裂（图 15-1-5）。

引起盂唇损伤的原因有很多，外伤、退变、髋关节撞击综合征和髋臼发育不良等，均可导致盂唇损伤。

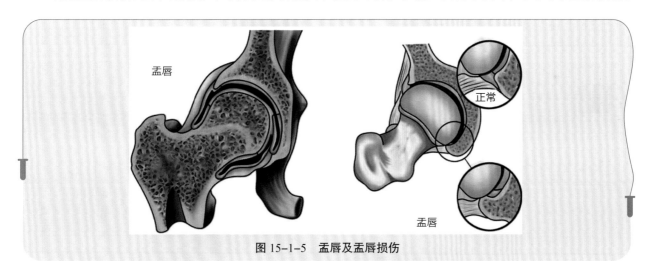

图 15-1-5 盂唇及盂唇损伤

【临床诊断】

1. 临床表现

一般有外伤史，主要表现为腹股沟疼痛和大腿内侧疼痛，有时出现膝关节或小腿的隐痛，臀部也有可能疼痛。侧卧时髋关节外侧压痛明显。髋关节内外旋转都受限，下蹲困难，严重时走路腿用不上力，一瘸一拐，髋关节内有弹响声，甚至会出现交锁等情况。

2. 诊断检查

磁共振是明确盂唇损伤诊断的最佳影像学方法，合适的扫描方法及扫描参数的选择，有助于正确诊断盂唇损伤。当盂唇发生撕裂时，关节液或滑膜会进入撕裂的盂唇内，在磁共振图像上表现为低信

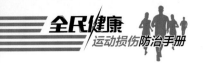

号的盂唇内出现高信号（图 15-1-6）。盂唇撕裂常见于髋臼前盂唇上部及外上盂唇前部，后盂唇撕裂较为少见。

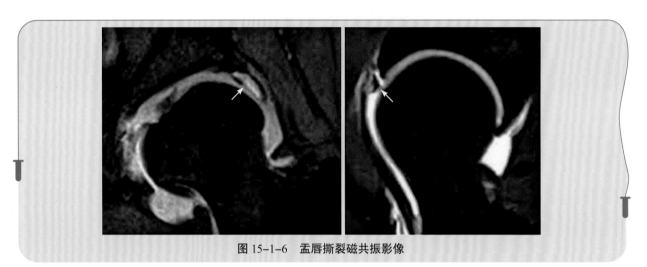

图 15-1-6　盂唇撕裂磁共振影像

【治疗方法】　一般先保守治疗 3 个月，如无明显缓解，建议到医院检查，以进一步明确盂唇损伤的情况。对于明确的盂唇撕裂，通常建议早期手术治疗，目前以髋关节镜微创手术治疗为主。

盂唇损伤治疗方案的选择，取决于症状的严重程度。如果盂唇损伤较轻，非手术治疗数周便可康复；如果盂唇损伤较重，则需要经髋关节镜手术来修复或切除盂唇撕裂的部分。

1. 药物治疗

服用非甾体抗炎药，如布洛芬、萘普生等，可减轻疼痛和炎症。

2. 物理治疗

主要采取科学的功能康复锻炼方法，改善髋关节的运动范围、强度和稳定性。常用的功能康复锻炼方法见图 15-1-7，在不引起或加重疼痛等前提下，每天 3 次，每次 10 ~ 20 遍。

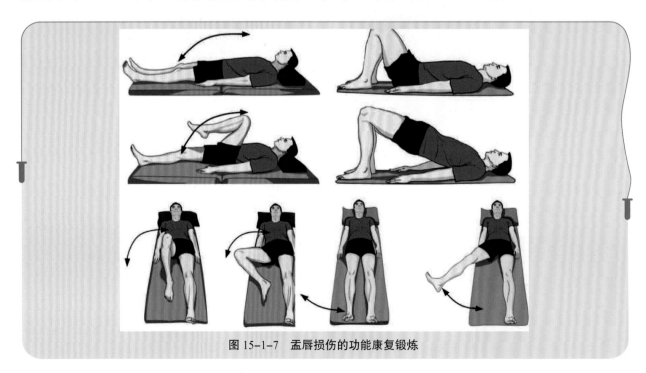

图 15-1-7　盂唇损伤的功能康复锻炼

3. 手术治疗

如果盂唇损伤和髋部疼痛超过 4 周以上，应行髋关节镜微创手术治疗（图 15-1-8），术中将依据盂唇损伤的原因和程度，对盂唇进行修复或切除。

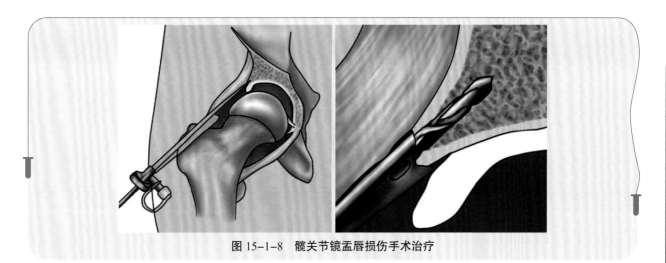

图 15-1-8 髋关节镜盂唇损伤手术治疗

【预防措施】 剧烈运动前一定要充分热身。在运动中避免极大幅度的动作，运动后注意拉伸，对避免盂唇损伤有一定的效果。如果出现疼痛等症状，首先要注意休息，减少运动量，并避免剧烈运动，尤其是劈叉和深蹲等。此外，可以采用局部热敷和理疗等，以缓解症状。如果症状明显，可以加用非甾体抗炎药缓解。2 周后适度运动，以慢走或骑车为主。

三、弹响髋

弹响髋是指髋关节在一定范围内活动时出现"咔嗒"的弹响声（图 15-1-9），不适症状因人而异，可有可无，如髋关节疼痛和酸胀等。分为髋关节生理性弹响和髋关节病理性弹响。

髋关节生理性弹响主要是由于髋关节处有肌腱、滑囊和软骨，在髋关节活动时，这些组织相互摩擦，偶然产生的弹响，一般比较轻微，没有任何不适的感觉。

髋关节病理性弹响主要是髋关节长期弹响，且合并髋关节疼痛、酸胀等不适，甚至出现髋关节交锁，

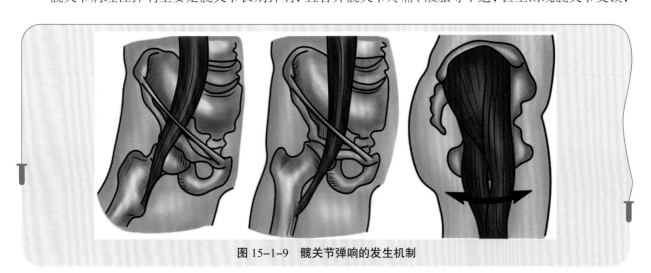

图 15-1-9 髋关节弹响的发生机制

不能活动。髋关节病理性弹响可以由多种原因引起，如髋关节盂唇损伤、髋关节软骨磨损等。

弹响髋的发病原因较多，较常见的如下。

髋关节外侧因素：主要是髂胫束的后缘或臀大肌肌腱的前缘增厚，在髋关节做屈曲、内收和内旋等运动时，这些增厚的组织从大转子部前后滑动而引起弹响声，并可见到或摸到一条粗而紧的纤维带从大转子上滑过（图15-1-10）。而被动运动时无此现象，多见于青壮年，常为双侧性。另外多次肌肉注射所致的臀大肌后部肌肉纤维化也可引起弹响声，称为臀肌挛缩症，需要手术治疗。

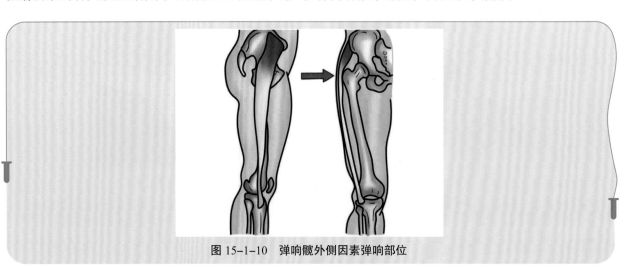

图 15-1-10　弹响髋外侧因素弹响部位

髋关节内侧因素：主要是髂腰肌肌腱或其下滑囊的结构紊乱所致。髋关节屈曲时髂腰肌肌腱滑向股骨头外侧，而髋关节伸展时髂腰肌肌腱越过股骨头滑向内侧，髂腰肌肌腱的这种来回滑动可引起弹响声（图15-1-11）。

髂腰肌肌腱在髂耻隆起或小转子外生骨赘上滑动也会引起弹响声。髂腰肌肌腱在越过与髋关节囊前部之间隆起的髂腰肌滑囊时，同样会引起弹响声。髂腰肌滑囊造影是鉴别髋内侧弹响原因的最为有用的放射学检查方法。

髋关节内部因素：盂唇损伤、继发于髋臼后缘异常、髋部肌肉瘫痪引起的髋关节半脱位，以及儿童和青少年的习惯性髋关节脱位或半脱位，是弹响髋的主要髋关节内部因素（图15-1-12）。

【临床诊断】　多发于青少年或肌肉强壮的运动人员，有髋关节内弹响和髋关节外弹响之分。髋

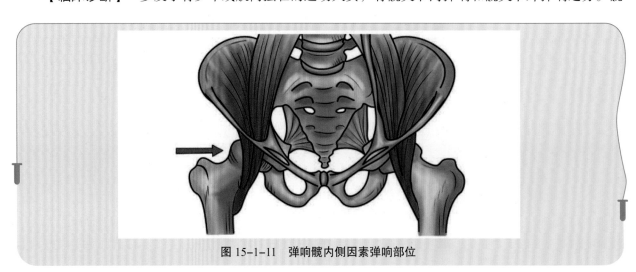

图 15-1-11　弹响髋内侧因素弹响部位

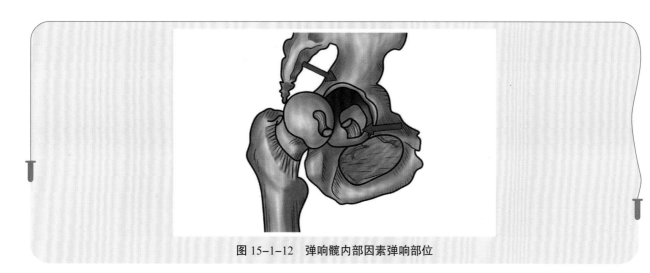

图 15-1-12 弹响髋内部因素弹响部位

关节内弹响多发于儿童，较为少见，一般以髋关节外弹响为多见。患者的髋关节通常没有明显的疼痛，只是因髋关节弹响而感到不安，且随着时间的推移，呈逐渐加重趋势。

1. 临床表现

主要表现为髋关节在做主动屈伸活动时，其周围出现弹动并有"咔嗒"的弹响声，而且髋关节的功能也会受到影响，尤其是髋关节在屈曲、内收或内旋时，总是有"别"一下的感觉。此外，一般不会有疼痛等其他不适，所以很少主动就诊。或在进行瑜伽运动时，才发现有弹响髋，因为在瑜伽运动中髋关节活动比较频繁。

弹响髋分级如下。

Ⅰ级：髋关节可以正常运动，但在运动中或运动后髋关节感觉不适。

Ⅱ级：髋关节在运动中感到疼痛，但不影响髋关节的运动效果或运动量。

Ⅲ级：髋关节在运动中感到疼痛，且影响髋关节的运动效果，并导致运动减速或运动时间缩短。

Ⅳ级：髋关节无法正常运动，且日常生活中也经常感到疼痛。

2. 弹响试验

髋关节弹响试验是特征检查。在髋关节进行伸屈、内收或内旋时，在大转子处可感到或听到"咔嗒"的弹响声，试验结果为阳性，并可摸到或看到一条索状物在大转子上滑移。髋关节弹响试验阳性一般即可确诊弹响髋，但需与髋关节内部弹响相鉴别。

3. 磁共振检查

检查可见股骨外上髁软组织肿胀，骨质无改变，局部有高信号（图 15-1-13）。

【治疗方法】

1. 治疗原则

患者在了解弹响髋的原因后，多不愿进行手术治疗。如果出现髋关节疼痛，可采取保守治疗以控制症状，如拉伸或放松活动、按摩、局部注射或改变运动习惯等，一般疗效较好。

（1）髋关节生理性弹响：如果仅仅弹响而不伴疼痛时，一般不需治疗。如果伴有疼痛或对弹响有精神负担时，可采用休息、理疗、制动和使用糖皮质激素类药物局部封闭等治疗。但在日常生活中应尽量避免造成反复弹响的动作，否则反复摩擦会造成肌腱、韧带或软骨等组织损伤，进而产生炎症，加重髋关节的疼痛和不适。

（2）髋关节病理性弹响：早期可以多休息，务必减少运动量，尤其是避免剧烈运动。对疼痛和不

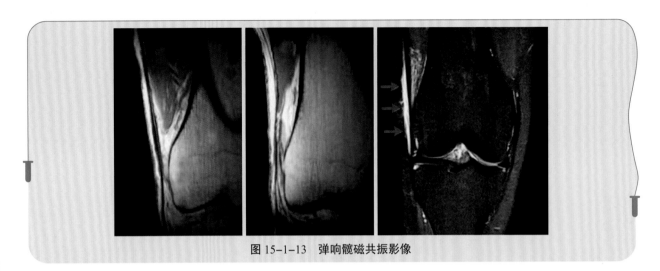

图 15-1-13　弹响髋磁共振影像

适的部位进行热敷，更换为其他不引起弹响和不适的轻柔运动，特别是髋关节和肌肉力量的静态锻炼，一般可明显减轻症状。如果 3 个月症状仍没有减轻，应到医院就诊，以明确原因，并进行针对性的治疗。

2. 功能锻炼

髋外展肌群和髂胫束的功能康复锻炼，对弹响髋的治疗和预防非常重要。锻炼主要是对阔筋膜张肌、髂胫束、臀大肌等进行拉伸和放松等活动（图 15-1-14）。

（1）阔筋膜张肌放松：侧卧，用肘关节做支撑，上腿绕到下腿前面，并踩在地面上，置泡沫轴于下腿大腿前外侧阔筋膜张肌处，来回滚动按压揉，持续 2 分钟，每次 2 组，每天 2 次。

（2）髂胫束放松：侧卧，用肘关节做支撑，上腿绕到下腿前面，并踩在地面上，置泡沫轴于下腿大腿外侧髂胫束处，来回滚动按压揉，持续 2 分钟，每次 2 组，每天 2 次。

（3）髂胫束拉伸：右手扶墙，用左腿支撑，右腿绕到左腿后并尽可能向远处放，然后下蹲，感觉到阔筋膜张肌、髂胫束伸展张力（大腿外侧伸展张力，以及小腿、整条腿外侧都可拉伸），左右交替进行。

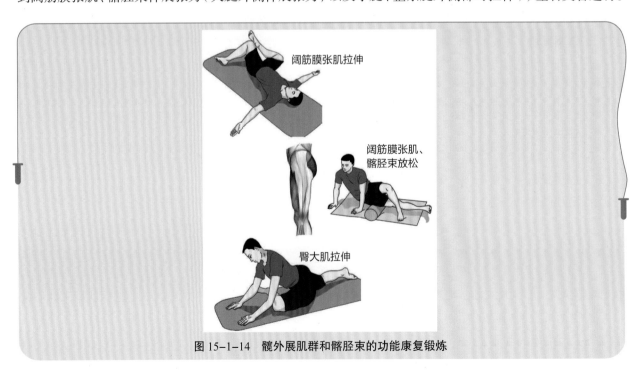

阔筋膜张肌拉伸

阔筋膜张肌、髂胫束放松

臀大肌拉伸

图 15-1-14　髋外展肌群和髂胫束的功能康复锻炼

3. 按摩疗法

（1）患者侧卧，患侧在上，从臀部起，经阔筋膜张肌外侧、髂胫束而下至膝关节外侧，用掌根按揉法上下往返按摩 5 ~ 8 分钟，并配合髋关节屈伸的被动活动。再用弹拨法沿髂胫束自上而下往返弹拨。并按压居髎、环跳、风市、阳陵泉等穴位。

（2）患者仰卧，从髂前上棘、阔筋膜张肌起始部向下，经股前近端、股外侧至膝关节外侧，用掌根按揉法上下往返 5 ~ 8 分钟，并配合髋关节内、外旋转的被动活动。再用弹拨法弹拨髂前上棘的阔筋膜张肌和大转子处紧张的筋膜。最后在疼痛处用擦拭法，以热为度，并可在大转子处加以热敷。

4. 手术治疗

如果症状较重，条索状物增厚明显，保守治疗无效，应尽早手术治疗。手术在局部麻醉下进行，以下为 4 种手术方法。

（1）将增厚的索状物切断或切除，直至弹响、摩擦完全消除为止，这是常用的手术方法。

（2）将索状物切断，远侧断端移位缝合，如伴有滑囊炎同时切除大转子滑囊。

（3）髂胫束延长术，可保持骨盆在站立或行走时的稳定性。

（4）如局部骨突过大，也可将骨突部分凿去，术后早期进行功能康复锻炼。

【预防措施】　要遵循运动原则，积极进行髋关节的准备活动，注意各肌群协调性锻炼。运动后及时消除疲劳，注意劳逸结合。

四、髋关节滑膜炎

髋关节滑膜炎又称暂时性滑膜炎（图 15-1-15）。长期、过度和剧烈的运动是诱发髋关节滑膜退变，从而导致滑膜炎的基本原因，所以高强度运动易引发髋关节滑膜炎。髋关节滑膜炎的发生原因与创伤、病毒感染、细菌感染和变态反应等有关。病理检查可见无菌性炎症和滑膜增生。

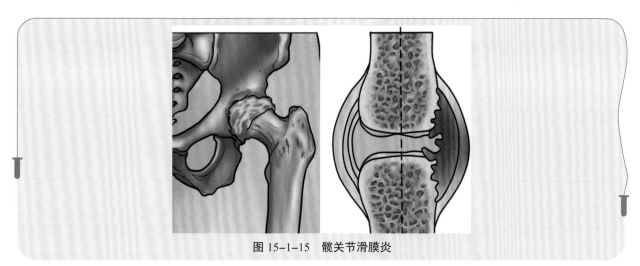

图 15-1-15　髋关节滑膜炎

【临床诊断】

1. 临床表现

单侧髋关节或腹股沟疼痛是髋关节滑膜炎最常见的症状，也可表现为大腿中部或膝关节疼痛。诊断时应注意近期是否有上呼吸道感染、咽炎、支气管炎和中耳炎等病史。上述病史可出现于近半数的髋关节滑膜炎患者中。

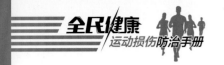

2. 体格检查

患者平卧，患肢屈髋，轻度外展、外旋。有三分之一的髋关节滑膜炎患者髋关节活动未受限，但仍可感到轻度的活动阻力，特别是在外展和内旋髋关节时。髋关节被动活动时可出现疼痛，检查者滚动患者下肢，可以感受到患侧肌肉不自主的保护性收缩。

3. 影像学检查

（1）X 线检查：一般骨质无异常表现，有时可表现为骨盆轻度倾斜、髋关节囊肿胀和髋关节间隙增宽，但无骨质破坏。

（2）磁共振检查：显示患侧髋关节间隙增宽和髋关节腔积液，并较 X 线片显示更加清晰，还能显示髋关节内部是否存在软组织占位。

（3）超声检查：患侧股骨颈颈前间隙较健侧明显增宽，双侧差值大于 1 毫米。股骨颈颈前间隙即股骨颈骨膜表面至髋关节囊外缘（髋关节囊与髂腰肌的分界线）之间的最大距离。

4. 实验室检查

（1）血白细胞总数正常，或轻微升高。

（2）血沉正常或轻微升高，若血沉升高明显，超过 20 mm/h，结合体温升高超过 37.5 ℃和白细胞计数增高等，提示感染性髋关节滑膜炎。

（3）C- 反应蛋白明显升高，是感染性髋关节滑膜炎的征象。

（4）细菌培养阴性。

5. 鉴别诊断

（1）股骨头骨骺炎（Perthes 病）：该病虽有跛行和髋部疼痛的症状，但病史较长，X 线片可见股骨头骨骺的变形和压缩现象。

（2）化脓性髋关节炎：该病也有髋部疼痛、跛行和骨盆倾斜等症状，但体温高于正常值，血象亦高于正常值，病情较重，髋关节穿刺可抽出脓液。

（3）髋关节结核：该病为慢性疾病，病史长，并可同时表现出结核的全身症状。

（4）风湿性关节炎及风湿热：该病也有髋部疼痛、肌肉痉挛和跛行等症状，但病情常呈逐渐性进行性加重，实验室检查白细胞总数及血沉可有升高，且累及多个关节。

（5）先天性髋关节脱位：该病跛行较为明显，"4"字试验阳性，如为单侧发病，则双下肢不等长，但无明显髋部疼痛、肌肉紧张和压痛阳性等，X 线片有特殊表现。

【治疗方法】

1. 手法治疗

适应于髋关节疼痛较甚，并存在髋关节滑膜嵌顿症的患者。

2. 牵引疗法

患者仰卧，患肢外展 30 度，中立位，患肢行持续水平皮肤牵引，牵引重量不超过 5 千克，牵引时间为 7 ~ 10 天。在牵引的同时，患者做股四头肌静力收缩锻炼，防止肌肉萎缩。

3. 药物治疗

应用非甾体抗炎药可缩短症状时间。

4. 物理治疗

常在手法治疗结束后应用，操作温度以感到温暖但没有灼热感为宜。

5. 手术治疗

当保守治疗无效时，可及时行手术切除嵌入髋关节内的滑膜，以免延误病情。

【预防措施】

1. 避免长期剧烈运动

过度的运动会使髋关节软骨面受力加大和磨损加剧，从而引起髋关节滑囊炎。

2. 适当进行体育锻炼

避免长期剧烈的运动，并不是不活动，恰恰相反，适当的体育锻炼是预防髋关节滑囊炎较为有效的方法之一。因为髋关节软骨的营养来自于关节液，而关节液只有靠"挤压"才能够进入软骨，促进软骨的新陈代谢。适当进行体育锻炼，特别是髋关节的锻炼，可增加髋关节腔内的压力，有利于关节液向软骨的渗透，减轻髋关节软骨的退行性改变，从而缓解或预防髋关节滑膜炎。

3. 及时治疗髋关节损伤

髋关节损伤包括软组织损伤和骨骼损伤。髋关节的骨质增生经常与髋关节内骨折有较为直接的关系。由于髋关节骨折复位不完全，造成髋关节软骨面不平整，从而产生创伤性髋关节炎。对于髋关节内部骨折，如果能够及时治疗，做到解剖复位，完全可以避免创伤性髋关节炎和髋关节滑膜炎的发生。

4. 减轻体重

体重过高是诱发髋关节骨质增生的重要原因之一。体重过高会加速髋关节软骨的磨损，使髋关节软骨面和髋关节滑囊受到的压力不均匀，诱发髋关节滑膜退变，从而造成髋关节滑膜炎。

五、大转子滑囊炎

髋关节在解剖结构上相对稳定，损伤概率一般较低，但股骨大转子滑囊极易受运动等外力的干扰（图 15-1-16）。股骨大转子滑囊炎是髋关节周围的髂胫束和股骨大转子反复摩擦造成的股骨大转子滑囊的慢性炎症（图 15-1-17）。

【临床诊断】 有髋关节扭跌外伤史、劳累史或局部注射史。在急性期，大转子上方疼痛，可放射至大腿后外侧，患者拒绝触压，不能卧向患侧。大转子后方也常伴有压痛，患者一般手捂臀部并跛行。髋关节内旋使臀大肌紧张并且压迫大转子滑囊时，可使疼痛加剧，在髋关节被动活动时通常无明显疼痛。如果急性期积液渗出多，大转子滑囊积液充盈，大转子臀部后方肿胀，使该处正常凹陷消失，可触及直径 5 ～ 6 厘米的扁平状囊肿，触痛位于囊肿上方及周围，严重时可触及波动感。大腿弯曲外展时疼痛减轻，髋关节屈伸活动一般不受限制。

磁共振检查有助于明确诊断（图 15-1-18）。

【治疗方法】 通过早期休息和限制下肢活动，一般可以明显缓解疼痛。如果疼痛缓解不明显，可以加用塞来昔布等非甾体抗炎药。局部可以进行热敷、理疗、激光照射和局部封闭等治疗，常有良好的消肿止痛之效。当疼痛消失后，应进行适度行走等功能康复锻炼，避免肌肉萎缩。

如果大转子滑囊炎较为严重，尤其是大转子滑囊积液明显，可以进行穿刺抽液，并注射抗炎药物，然后用弹力绷带加压包扎。

经过保守治疗，一般症状能够得到明显的缓解。如果保守治疗 1 个月症状仍不能缓解，或长期疼痛，影响生活、工作和运动，可行手术切除大转子滑囊。

【预防措施】 良好休息是预防大转子滑囊炎的最佳方法，也是减轻髋关节疼痛的首要方法。此外，可以通过拉伸等锻炼方法来减轻症状，具体锻炼方法见弹响髋部分。

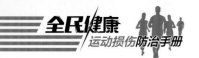

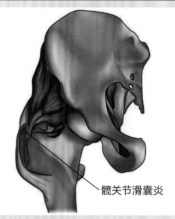

髋关节滑囊炎

图 15-1-16　髋关节解剖结构

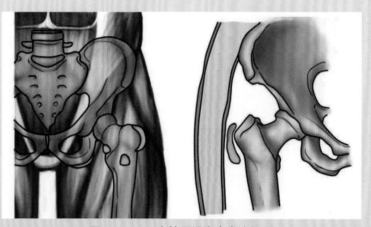

图 15-1-17　大转子滑囊炎发病机制

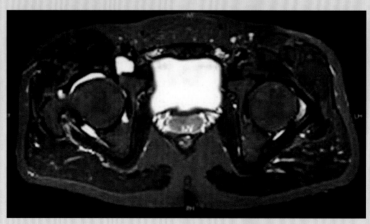

图 15-1-18　大转子滑囊炎磁共振影像

六、臀中肌损伤

臀中肌位于髂骨翼外侧（图 15-1-19），即臀部后外侧，是最主要的髋关节外展肌，同时参与髋关节的外旋和后伸，站立和行走时可稳定骨盆与躯干。臀中肌损伤见于各种原因造成臀中肌的拉伤、出血和肌纤维束断裂，从而引起一系列的不适症状。

在运动中，包括日常活动，如行走、下蹲和弯腰等，臀中肌都起着重要的作用，日久容易损伤，

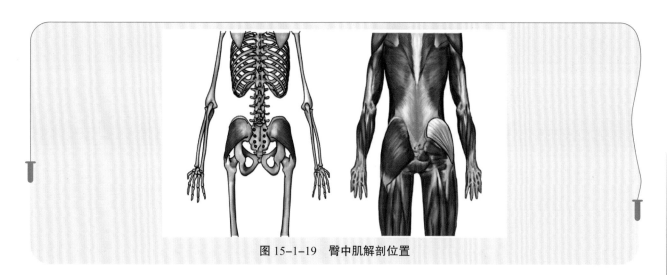

图 15-1-19 臀中肌解剖位置

出现局部肌肉挛缩、瘢痕和粘连，使臀部活动受限。损伤的臀中肌不断受到牵拉和刺激，使局部变性组织充血、肿胀，刺激周围的神经、血管而出现症状。尤其是以髋部为顶点的躯干侧方摆动（如足内翻扭伤时，因重力和惯性的作用，同侧髋部往侧方扭摆）和以髋部为轴心的腰臀部扭转（如投掷运动），常导致臀中肌牵拉损伤。此外，臀部肌肉注射时，药物和机械刺激造成的臀中肌损伤也不容忽视。

【临床诊断】

1. 临床表现

主要表现为腰臀部撕裂样刺痛，大腿后侧膝关节以上部位可以出现放射性疼痛。急性期疼痛较为剧烈，弯腰受限，起坐困难，由坐位改站位时需攀扶他人或物体。臀部明显下沉（图 15-1-20），通常感觉疼痛部位较深，区域模糊，没有明显的分布界限（图 15-1-21）。

2. 诊断检查

可在髂嵴中点直下 3～4 厘米处触及条索状硬物，压痛明显，有麻胀感，下肢直腿抬高试验阳性，但无下肢反射性疼痛和麻木感。可以进行磁共振辅助检查。

3. 诊断分类

臀中肌损伤可分为单纯型、臀梨综合型和混合型三类。

（1）单纯型：臀中肌疼痛和压痛，梨状肌无压痛，下肢或有轻微痛麻感，下肢做主动外展运动时

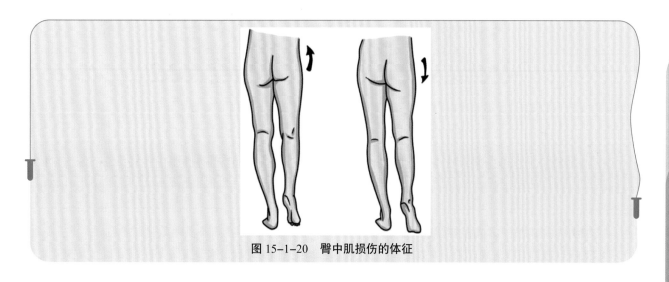

图 15-1-20 臀中肌损伤的体征

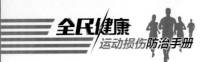

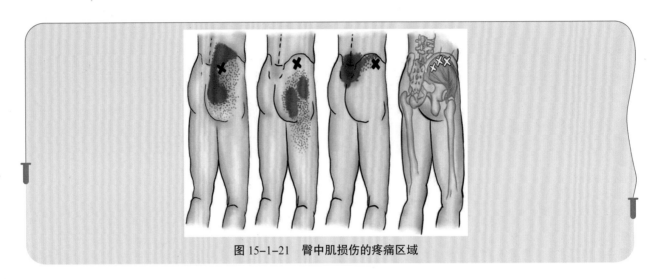

图 15-1-21 臀中肌损伤的疼痛区域

疼痛加剧。

（2）臀梨综合型：臀中肌疼痛和压痛，位置偏于下侧，且梨状肌表面投影区（臀裂上端和患侧髂后上棘连线中点与同侧股骨大转子连线的区域）也有疼痛和压痛，其痛点和臀中肌上的痛点相邻，位置模糊，连成一片。梨状肌牵拉试验疼痛加剧，而下肢麻木感不明显。

（3）混合型：臀中肌疼痛和压痛，并牵涉下肢坐骨神经支配区干痛麻不适。梨状肌表面投影区也有疼痛，梨状肌牵拉试验引起下肢沿坐骨神经支配区干痛麻加剧，走或站均感下肢疼痛不适。

【治疗方法】 注意休息，减少运动量，避免剧烈运动。早期局部冰敷，避免出现血肿。48 小时后冷热交替敷。疼痛缓解后适度活动，可做一些轻柔的运动。

2 周后进行臀中肌的功能康复锻炼（图 15-1-22）。侧卧，上身向前倾 10 度，双腿微屈，患腿侧伸抬高 20 ~ 30 度，保持 10 秒，放松休息，再次抬高 10 秒。循序渐进直到每次做 30 个，双侧轮流锻炼。

保守治疗 3 个月，如果症状缓解不明显，建议到医院检查，以决定下一步的治疗。

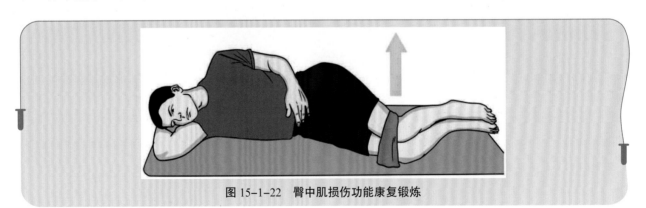

图 15-1-22 臀中肌损伤功能康复锻炼

【预防措施】

1.加强锻炼，提高身体素质。特别是长年久坐的文职人员，腰背和臀部肌肉比较薄弱，运动时容易损伤。应有目的地加强腰背和臀部肌肉的锻炼，如做一些前屈、后伸和腰部侧弯、回旋，以及仰卧起坐等动作。

2.如肥胖应减肥，以减轻腰背和臀部的负担。

3.注意自我调节，劳逸结合。避免长期固定在一个动作上和强制的弯腰动作，如站久了可以蹲一蹲，不仅使腰背和臀部肌肉得到放松休息，而且也减少了体能的消耗。

4.注意生活中的各种姿势。如提拉和搬抬重物时应屈膝下蹲，避免弯腰；加重负担提拉和搬抬重物时，身体尽可能地靠近重物，并使重物贴近腹部，两腿微微下蹲；若向高处取放东西时，够不着不宜勉强；睡觉时应保持脊柱生理弯曲状态。

5.避免潮湿和受寒。

七、梨状肌综合征

梨状肌是臀部的深部肌肉，从骶椎前面开始，穿出坐骨大孔，而将该孔分成梨状肌上孔与下孔，止于股骨大转子。梨状肌主要是协同其他肌肉完成大的外旋动作。坐骨神经走行恰好经梨状肌下孔穿出骨盆到臀部（图15-1-23）。梨状肌和坐骨神经的解剖关系非常密切。

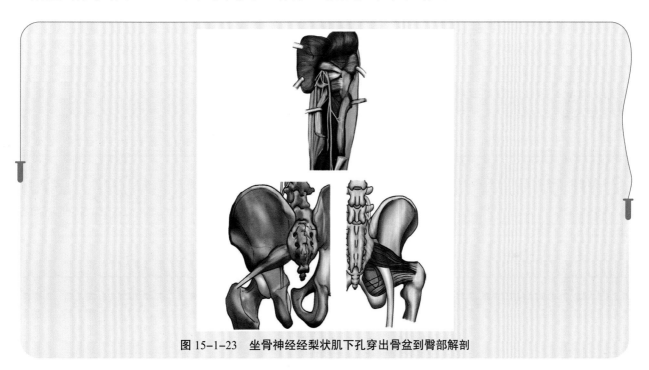

图 15-1-23　坐骨神经经梨状肌下孔穿出骨盆到臀部解剖

在运动中，大腿由内旋、下蹲状态而突然站立或腰部前屈伸直时，梨状肌发生旋转，易受到过度牵拉而损伤。此外，在髋部扭闪时，髋关节急剧外旋，导致梨状肌猛烈收缩，亦可引起梨状肌损伤。梨状肌损伤时，会出现充血、水肿、痉挛、粘连和挛缩。如果梨状肌反复损伤可导致梨状肌肥厚，肌间隙或梨状肌上、下孔变狭窄，挤压其间穿出的神经和血管，从而出现一系列症状和体征。

如果由于运动过度、日常过劳或夜间受凉而产生臀部疼痛，小腿外侧和后侧麻木、抽痛，以及腓总神经麻痹等症状和体征，这种情况与坐骨神经和梨状肌解剖关系发生变异有关。此外，由于部分妇科疾病，如盆腔炎、卵巢炎或附件炎，以及骶髂关节炎，而波及梨状肌，影响通过梨状肌下孔的坐骨神经，从而发生相应的梨状肌损伤症状。

【临床诊断】　有明确的外伤史，如闪、扭、跨越或肩扛重物下蹲、负重行走，以及受凉等。主要表现为疼痛，以臀部为主，并向下肢放射，严重时不能行走或行走一段距离后疼痛剧烈，需休息片刻才能继续行走。患者感觉疼痛位置较深，并向下肢的后面或后外侧放射，还会伴有小腿外侧麻木、

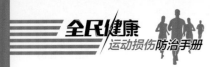

会阴部不适等。严重时臀部呈"刀割样"或"灼烧样"疼痛，双腿屈曲困难，双膝跪卧，夜间睡觉困难。臀部压痛明显，尤以梨状肌部位为甚，可伴梨状肌萎缩，触诊可触及弥漫性增厚、成条索状变硬。大小便、咳嗽或打喷嚏时，因腹压增加而使下肢的窜痛感加重。直腿抬高试验阳性、梨状肌紧张试验阳性。

1. 直腿抬高试验

直腿抬高在 60 度以下出现疼痛为试验阳性。因为梨状肌被拉长至紧张状态，使损伤的梨状肌对坐骨神经的压迫和刺激加重，所以疼痛明显。但直腿抬高超过 60 度以后，梨状肌不再被继续拉长，疼痛反而减轻。

2. 梨状肌紧张试验

患者仰卧，患肢伸直，做内收、内旋动作，如坐骨神经有放射性疼痛，则将患肢外展、外旋，疼痛若随即缓解，即为梨状肌紧张试验阳性。

【治疗方法】

1. 保守治疗

保守治疗为首选治疗方法，包括推拿、局部封闭、肌肉注射、理疗、中草药和针灸等。推拿是治疗梨状肌综合征的主要方法，可以明显改善症状。采用推拿治疗时，首先要选准部位。患者俯卧，双下肢后伸，使腰背和臀部肌肉放松。

2. 局部封闭治疗

对缓解疼痛有一定的作用。自髂后上棘到股骨大转子做一连线，连线中点直下 2 厘米处，即为坐骨神经梨状肌下孔处，其两侧即为梨状肌。

【预防措施】　关键在于加强腿部肌肉力量锻炼（如侧踢腿、负重侧踢腿和侧压腿等），提高髋关节的柔韧性。在运动中应掌握正确的动作要领，禁止进行蛙跳等一些只有高水平运动员才采用的辅助锻炼。

此外，还应避免梨状肌再次受伤，并避免风寒浸淫，以免加重梨状肌综合征。

第二节　膝关节损伤

一、半月板损伤

半月板是位于膝关节两个骨头（股骨和胫骨）之间的一个衬垫样的新月形软组织垫，内外侧各一个（图 15-2-1）。内侧为"C"形，外侧为"O"形。半月板损伤多由上半身内外扭转外力引起，如折返跑突然变向时，一条腿承重，膝关节半蹲而小腿外撇，上半身突然向内或向外转（图 15-2-2），内外侧半月板会在两个骨头（股骨与胫骨）之间受到旋转挤压，容易导致半月板撕裂。半月板损伤常发生于奔跑、跳跃和从高处坠落时。

【临床诊断】　半月板损伤是常见运动损伤之一，有明确的膝关节扭伤史，膝关节间隙有固定的局限性压痛。

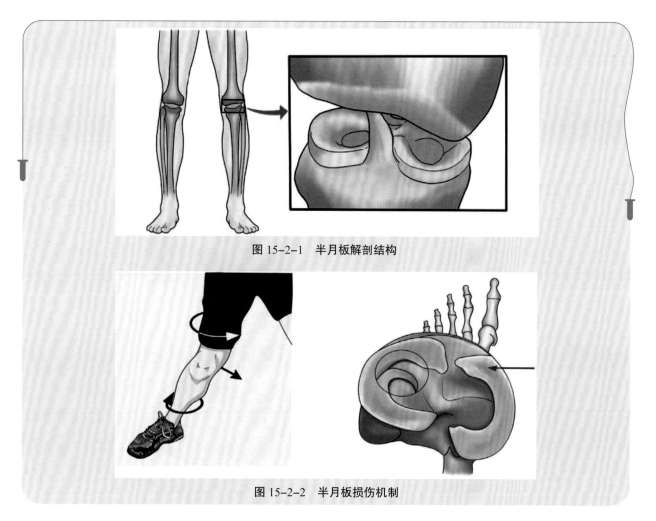

图 15-2-1　半月板解剖结构

图 15-2-2　半月板损伤机制

1.临床表现

重要表现为膝关节肿胀、两侧疼痛，尤其是大小腿骨之间局限性疼痛，膝关节不能自动伸直，甚至伴有交锁和弹响，即膝关节在屈伸时突然固定在一个位置而不能屈伸，或在膝关节屈伸过程中有明显的"咔嗒"响声。或在走路及上下楼梯时，可有膝关节突然软一下或站不住的情况。早期如果不重视，时间长了可造成大腿变细和肌肉萎缩等，尤其是前方的股四头肌。

2.半月板损伤分度

半月板损伤一般分为 3 度（图 15-2-3）。

Ⅰ度损伤：半月板内部点状出血。

Ⅱ度损伤：半月板内部片状出血。

Ⅲ度损伤：半月板内部损伤破裂到外缘。

3.半月板损伤类型

按损伤形态可分为纵杆撕裂、横杆撕裂、外缘撕裂、桶柄样撕裂、鸟嘴样撕裂和禅状撕裂等六种类型（图 15-2-4）。

【治疗方法】　半月板Ⅰ度和Ⅱ度损伤可行保守治疗；Ⅲ度损伤如果合并明显的膝关节症状，应考虑手术治疗。

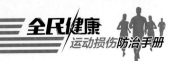

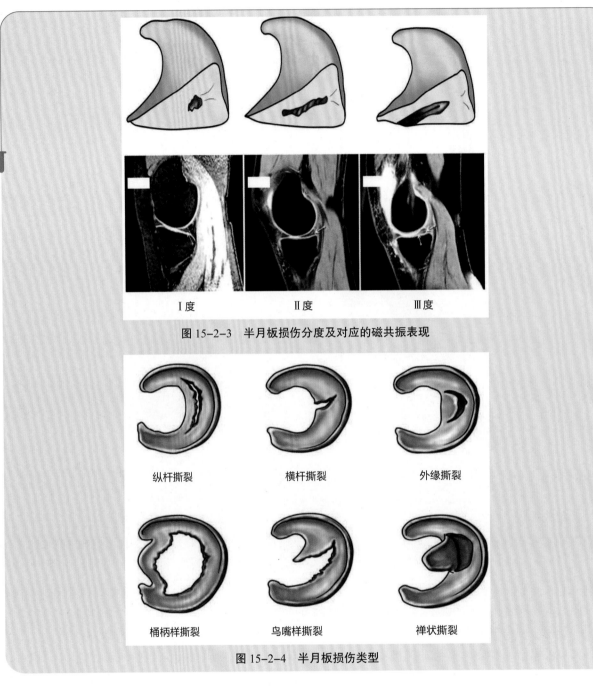

Ⅰ度　　　　　　　　Ⅱ度　　　　　　　　Ⅲ度

图 15-2-3　半月板损伤分度及对应的磁共振表现

纵杆撕裂　　　　　　横杆撕裂　　　　　　外缘撕裂

桶柄样撕裂　　　　　鸟嘴样撕裂　　　　　禅状撕裂

图 15-2-4　半月板损伤类型

1. 急性期

如果在运动中滑倒扭伤，出现膝关节两侧疼痛，应立即停止运动，进行休息和冰敷膝关节，局部佩戴护膝或用弹力绷带加压包扎。

（1）如果膝关节明显肿胀，并在膝关节间隙出现明显的疼痛症状，而膝关节没有出现明显变形和前后晃动等情况，可以在严格无菌操作下抽出积液，加压包扎膝关节并注意休息。

（2）如果膝关节有交锁，不能活动，可试行膝关节复位，在向远端牵引小腿的情况下屈伸膝关节，尽量解除交锁，并给予石膏或支具固定。患者在固定期间要积极抬大腿、带石膏或支具下地行走，去除固定后要积极进行功能康复锻炼，以防肌肉萎缩和深静脉血栓形成。

经保守治疗 3～4 周仍未好转，应到医院就诊。如果尝试解除交锁没有成功，应在不痛的位置固定膝关节，并尽早到医院就诊。

2. 慢性期

如果患者膝关节扭伤未注意，经过一段时间后还有明显不舒服，且经保守治疗无效，并高度怀疑半月板损伤，应尽早到医院就诊。经医师检查及影像学诊断明确后，可采取膝关节镜微创手术治疗（图 15-2-5）。修复或切除损伤的半月板，以恢复膝关节的稳定及匹配，实现膝关节的平滑，防止出现创伤性膝关节炎等严重后果。

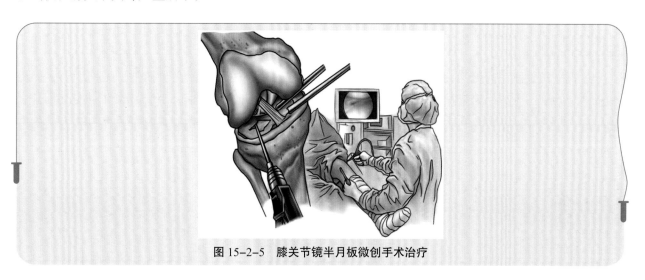

图 15-2-5　膝关节镜半月板微创手术治疗

3. 康复锻炼

患者平躺，垫高脚踝，在重力作用下使膝关节伸直，锻炼膝关节的伸直范围；还可进行足跟滑动锻炼，锻炼膝关节的弯曲范围。患者扶墙向外后方向尽量伸展患肢，保持小腿紧绷，以锻炼小腿后方的肌肉。此外，还可在平躺时请亲友帮忙向上推腿部，或自己靠墙逐渐压腿，最大限度抬高后腿部，拉伸腿部内侧和后方的肌肉（图 15-2-6）。

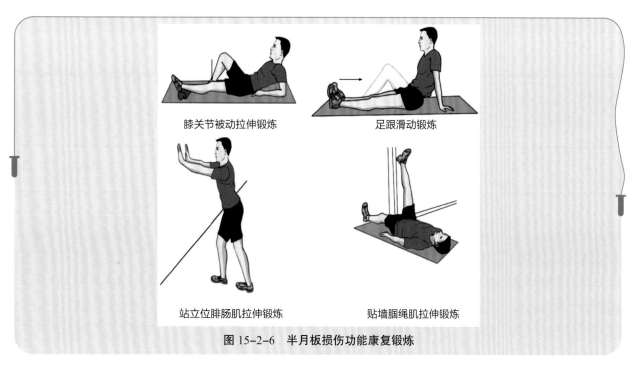

膝关节被动拉伸锻炼　　　　　足跟滑动锻炼

站立位腓肠肌拉伸锻炼　　　　贴墙腘绳肌拉伸锻炼

图 15-2-6　半月板损伤功能康复锻炼

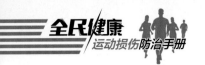

【预防措施】 避免膝关节过度扭曲和旋转是关键，任何运动都要注意不能过度。运动前要进行热身，根据自身情况制订科学的运动计划，掌握好运动量，避免超负荷运动膝关节而导致半月板损伤。在奔跑或跨越障碍等运动时，一定避免脚踏空，如有失足或打软腿而踏空时，要就地翻滚，分散膝关节受力。半月板损伤后，应及时制动并休息，认真纠正错误动作和姿势，避免膝关节再次受伤。

二、膝交叉韧带损伤

膝交叉韧带是在膝关节内部中间窝里的，像剪刀一样分布，连接大腿（股骨）和小腿（胫骨）的两根重要的筋（肌腱）。

位于前方的称为前交叉韧带，又叫前十字韧带；位于后方的称为后交叉韧带，又称后十字韧带（图15-2-7）。主要作用是在膝关节下蹲和伸直活动中，限制小腿（胫骨）过度向前（前交叉韧带）或向后（后交叉韧带）移位，是稳定膝关节的重要结构。而后交叉韧带的强度比前交叉韧带大两倍，一般不容易损伤。

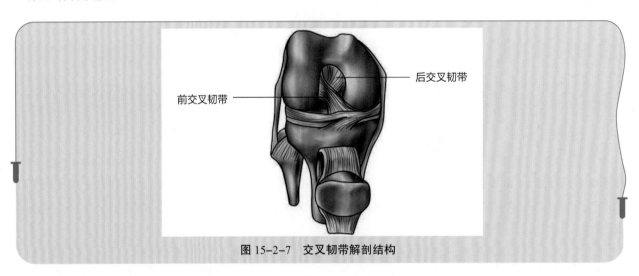

图 15-2-7　交叉韧带解剖结构

在强度较大的运动中，如跳马、平衡木、跨越障碍、折返跑和疾跑急停等，如果没有调整好姿势，容易造成大腿和小腿分别向相反的方向移动（图15-2-8）。进行格斗运动时，膝关节前方或后方受到撞击，造成小腿过度向前或向后移位，就容易损伤膝交叉韧带。

【临床诊断】 在运动中突然减速，在跨越障碍时膝关节内部突然弹响，膝关节错动，虽然能复位，但不能行走，几小时后膝关节肿胀并积液，这种情况提示膝交叉韧带损伤。

前交叉韧带损伤时，还可出现膝关节不能急停急转、不能用患腿单腿支撑站立、小腿向前移位明显和上楼无力等表现。

后交叉韧带损伤时，膝关节伸直时晃荡，有时在扭身时也有支撑不住的感觉，小腿向后半脱位，即小腿上段向后倒，可出现下楼无力的情况。此外，膝关节功能丧失的程度不一，有的几乎不影响日常生活，有的则活动严重受限。

膝交叉韧带损伤造成膝关节长期错动和不稳定，可造成膝关节软骨不可逆转的损伤，进而引发后期膝关节疼痛。

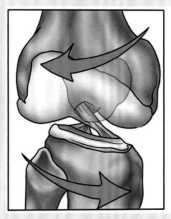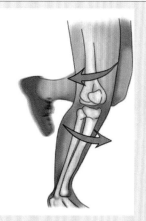

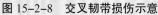

图 15-2-8 交叉韧带损伤示意

【治疗方法】

1. 保守治疗

先行屈膝 30 度，用石膏或夹板紧急固定。如果膝关节肿胀严重，且影响睡眠的，可在严格消毒的情况下行膝关节穿刺抽取积液，之后由小腿向大腿逐渐加压包扎，包扎至超过髌骨上方 5 ～ 10 厘米。固定期间注意踝关节和髋关节的活动，避免膝关节僵直和深静脉血栓形成。固定 3 周，去除固定后逐渐开始功能康复锻炼和日常活动。如果膝交叉韧带不完全断裂，一般情况下症状都有明显缓解。

如果症状不能缓解，走路时患侧膝关节错动感还是明显，小腿也明显出现向前或向后的活动，且活动度比对侧大，此时膝交叉韧带可能是完全断裂，应到医院进一步检查以明确诊断。

2. 手术治疗

如果膝交叉韧带完全断裂，则需手术治疗，膝关节镜或切开进行膝交叉韧带重建。

3. 康复锻炼

膝交叉韧带损伤经一定治疗后，拆除石膏或夹板固定，进行功能康复锻炼，以最大限度恢复膝关节功能。

（1）前交叉韧带损伤功能康复锻炼，见图 15-2-9。

1）足跟滑动锻炼：坐在床上，弯曲膝关节和髋关节，足跟在床面上滑动，锻炼膝关节屈曲活动度。

2）股四头肌收缩锻炼：坐在床上，伸直膝关节，上抬整个下肢，进行大腿前方的股四头肌收缩锻炼。

3）膝关节被动拉伸锻炼：垫高脚踝，保持膝关节被动的伸直状态，锻炼膝关节伸直的程度。

4）抵球靠背下蹲锻炼：背靠墙面，在背后压住平衡球，做蹲起锻炼。

5）平衡与伸展锻炼：手扶椅子，单腿站立，平伸和侧伸上肢锻炼。

6）膝关节稳定性锻炼：单腿站立，另外一条腿在绑腿弹性绳的牵拉下，向前后和内外伸展。

7）膝关节伸直抗阻锻炼：膝关节伸直，向后拉伸，并对抗一定的阻力。

每组 10 ～ 12 次，每天 4 ～ 5 组。

（2）后交叉韧带损伤功能康复锻炼，见图 15-2-10。

1）下肢后伸锻炼：趴在床上，两条腿交替向后抬，尽量抬离床面，坚持 10 秒，放松 10 秒继续。每组 10 ～ 12 次，间隔 1 分钟，连续做 3 组。

2）侧抬腿锻炼：侧躺在床上，上面的腿尽量向天花板的方向抬高，并在抬到最高程度时坚持

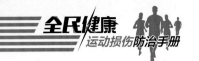

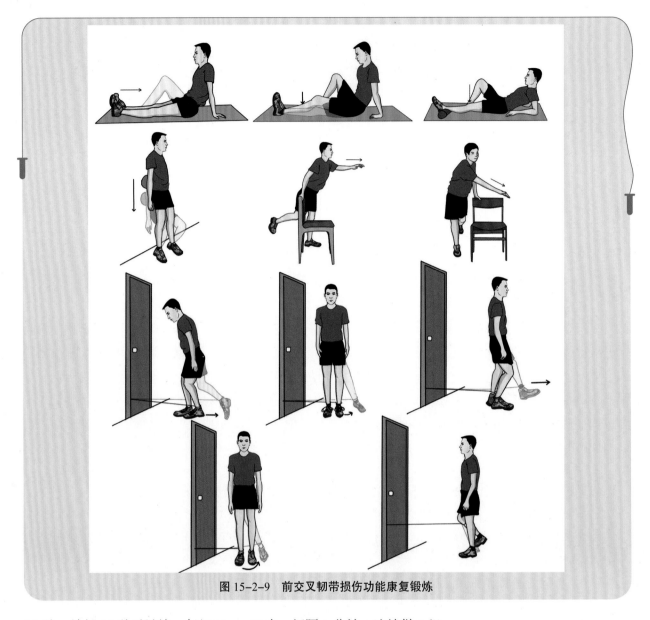

图 15-2-9　前交叉韧带损伤功能康复锻炼

10 秒，放松 10 秒后继续。每组 10 ～ 12 次，间隔 1 分钟，连续做 3 组。

3）踝关节拉伸锻炼：用毛巾将脚掌向身体的方向拉伸，伸展跟腱 1 分钟，放松 10 秒继续。每组 10 ～ 12 次，间隔 1 分钟，连续做 3 组。

4）站立位腓肠肌拉伸锻炼：双手扶墙，身体向墙的方向倾斜，两腿交替弓箭步的姿势，伸直的腿尽量后伸，拉伸小腿后方的肌肉，坚持 10 秒，放松 10 秒后继续。每组 10 ～ 12 次，间隔 1 分钟，连续做 3 组。

5）足跟抬高锻炼：站立，脚后跟抬离地面，只有双脚前部脚掌着地，拉伸跟腱和小腿肌肉。

6）抬膝踏步锻炼：在台阶或旁边放置适当的垫脚石，两脚分别踩在地面和台阶或垫脚石上，做原地踏步锻炼。

7）单脚站立前倾平衡锻炼：单脚站立，旁边可以扶椅子保持平衡，同侧胳膊尽量向前平伸，同时上半身向前，保持平衡 10 秒后放松。

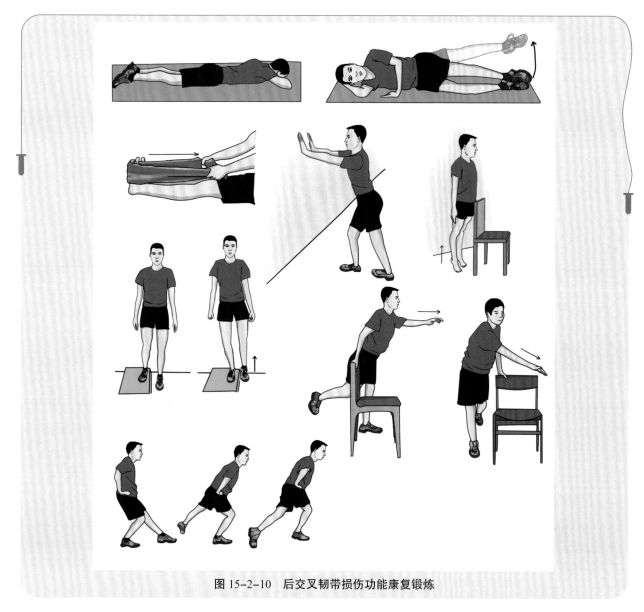

图 15-2-10　后交叉韧带损伤功能康复锻炼

8）单脚站立横倾平衡锻炼：单脚站立，旁边可以扶椅子保持平衡，同侧胳膊尽量向侧面平伸，同时上半身可以横向倾斜，保持平衡 10 秒后放松。

9）钟摆式平衡锻炼：双手叉腰，单腿站立，另外一条腿模仿钟表运动，从前向后进行画圈，尽量做到最大程度。

【预防措施】

1. 平时重视膝关节肌肉的力量性和协调性锻炼，特别是股四头肌的力量锻炼（伸直腿深蹲、支腿抬高等），对增强膝关节的稳定性、预防半月板损伤尤为重要。

2. 在运动时加强自我保护意识，提高对突发情况的快速判断和反应能力，如摔倒前就地翻滚的自我保护动作锻炼。

3. 一旦膝关节损伤，轻者可采取冷敷、加压包扎等措施进行对症治疗，并适当调整运动项目；重者则停止运动，到医院进一步检查以明确诊断。

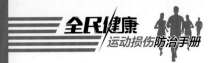

三、膝关节侧副韧带损伤

膝关节侧副韧带是膝关节内外侧的两条韧带（图 15-2-11），分别起自大腿远端内外侧鼓包的结节处，向下分别止于小腿骨内外侧，像两条绳子拉住膝关节，是膝关节稳定的重要结构，主要防止膝关节的过度内外翻。

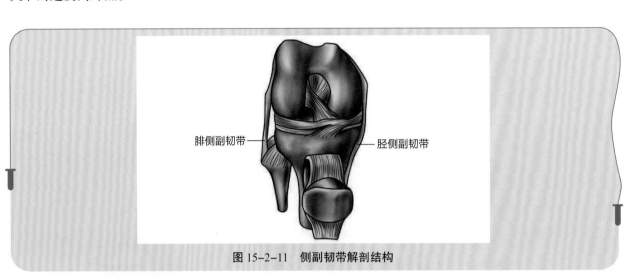

图 15-2-11　侧副韧带解剖结构

在一些接触类运动中，膝关节内外侧被直接踢到，易引起侧副韧带损伤；或在折返跑、膝关节弯曲时，上半身过度扭转，造成小腿过度内外翻，也容易引起侧副韧带损伤。轻者侧副韧带部分断裂，重者侧副韧带完全断裂，可伴有半月板或交叉韧带等损伤。侧副韧带严重损伤时，可听到侧副韧带断裂的响声，并出现膝关节剧痛而不能继续运动。如果不及时正确的治疗，会严重影响膝关节的功能。

【临床诊断】

1. 临床表现

主要表现为膝关节内外侧严重疼痛、压痛和肿胀，有淤血斑，膝关节不能完全伸直。

2. 膝关节内外翻试验

推挤患肢膝关节内侧或外侧时，同肢对侧可出现明显疼痛，下肢可向对侧成角（图 15-2-12），双侧膝关节明显不一致，显示膝关节内外翻试验阳性。

3. 磁共振检查

有助于确诊膝关节侧副韧带损伤。

4. 侧副韧带损伤的分度

见图 15-2-13。

（1）Ⅰ度：侧副韧带拉伤，但只是内部纤维结构损伤，外部无明显损伤。

（2）Ⅱ度：侧副韧带完全断裂，不仅在内部，在韧带表面也有断裂的纤维。

（3）Ⅲ度：不仅侧副韧带断裂，而且还合并交叉韧带损伤。

【治疗方法】　侧副韧带Ⅰ度和Ⅱ度损伤，可行保守治疗；Ⅲ度损伤多发于巨大暴力，最好行手术治疗，但预后较差。

1. 立即停止运动，屈膝30度，使用长腿石膏或支具固定，局部进行冰敷。在佩戴长腿石膏或支具的情况下，也可适度下地活动，可以进行直腿抬高、踝泵（脚踝上下活动）和髌骨活动等锻炼

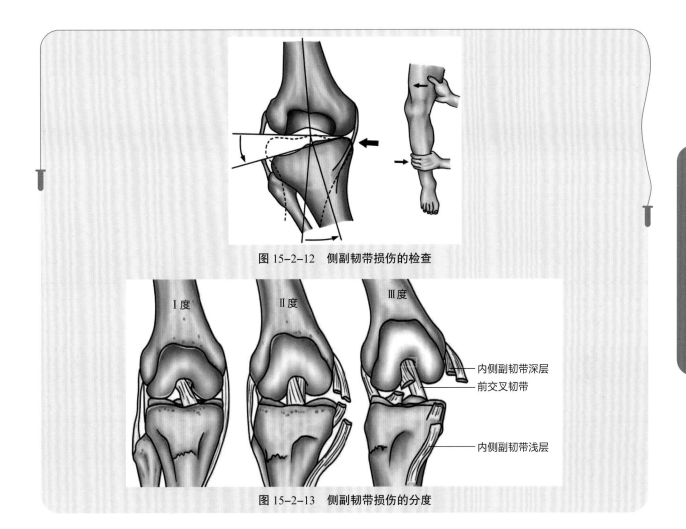

图 15-2-12　侧副韧带损伤的检查

Ⅰ度　　　Ⅱ度　　　Ⅲ度

内侧副韧带深层
前交叉韧带

内侧副韧带浅层

图 15-2-13　侧副韧带损伤的分度

（图 15-2-14）。

2. 2 ~ 4 周拆除固定后，早期进行足跟滑动和膝关节被动伸直等锻炼（图 15-2-14），逐渐下地行走，过 1 周进行下蹲锻炼。

（1）直腿抬高锻炼：平躺床上，大小腿都伸直，整个腿抬离床面，并保持高位坚持 10 秒，之后缓慢放松，落下后继续抬高。

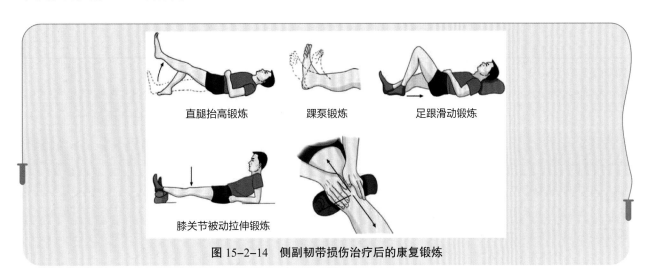

直腿抬高锻炼　　　踝泵锻炼　　　足跟滑动锻炼

膝关节被动拉伸锻炼

图 15-2-14　侧副韧带损伤治疗后的康复锻炼

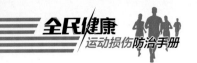

（2）踝泵：平躺床上，保持大小腿不动，用力向上抬脚面，到最大程度后再用力向下踩。

（3）足跟滑动锻炼：平躺床上，髋和膝关节屈曲，足跟在床面上滑动，锻炼膝关节屈曲活动度。

（4）膝关节被动拉伸锻炼：平躺床上，垫高脚踝，保持膝关节被动伸直状态，锻炼膝关节伸直的程度。

如果适当锻炼后未出现明显膝关节不稳的情况，可以继续锻炼。如果出现膝关节不稳或打晃等情况，而且内外翻试验两腿明显不一致，则应到医院就诊，明确是否需要手术治疗。

【预防措施】 避免膝关节过度内翻或外翻，尤其是在侧身伏倒、匍匐前进等运动前，应充分进行热身并活动膝关节。

四、膝关节脱位

膝关节脱位（图 15-2-15）也称膝关节脱臼，一般发生在跑步，特别是在弯道或转体时。在运动中膝关节侧方受到撞击等直接创伤，或受到车辆碾压和器械卡压等，也会造成膝关节脱位。尤其是在跨越障碍时，如果小腿没过去，磕在障碍物上，或落地时膝关节过度向后伸直，大腿和小腿向两个不同方向移位，可导致大腿和小腿在膝关节处出现错位，从而发生膝关节脱位。

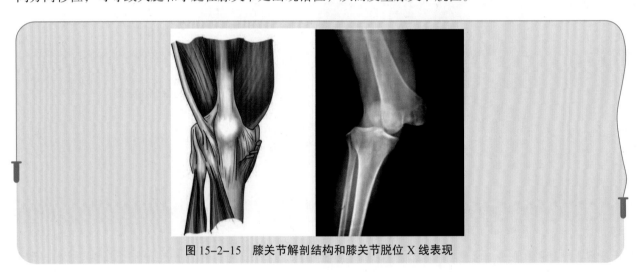

图 15-2-15 膝关节解剖结构和膝关节脱位 X 线表现

当膝关节脱位时，周围的软组织、韧带和结构都会受到损伤，严重的还可以卡压神经和血管，造成神经损伤和血管栓塞，甚至发生神经和血管断裂，有截肢的风险。

【临床诊断】 当膝关节脱位时，应立即停止运动，在不痛的位置对膝关节进行临时固定，并立即到医院就诊。

1.临床表现

主要表现为膝关节剧痛，可有脱臼感或无力感，小腿移位到膝关节一侧，膝关节变形，伸直或屈曲地固定在某一位置而不能活动、站立和行走。小腿失去正常连接关系，可能向前、后、内、外侧移位或扭曲畸形。局部触痛明显，皮下有波动空虚感，并有大片淤血斑。

2.诊断检查

尽早到医院进行 X 线或 CT 检查，明确膝关节脱位方向，以及是否合并骨折，并通过下列检查判断是否合并神经或血管损伤。

（1）用钝头的器物划小腿，检查小腿是否有麻木，判断是否合并神经损伤。

（2）在脚背正中位置触摸感觉是否存在血管搏动，判断是否合并足背动脉损伤。

（3）在踝关节内侧大肿物（内踝）下方触摸，检查是否存在血管搏动，判断是否合并胫后动脉损伤。

3. 脱位类型

膝关节脱位可根据小腿移位的方向，分为前脱位、后脱位、外侧脱位、内侧脱位、内旋脱位和外旋脱位等几种类型。

【治疗方法】 若发生膝关节脱位，应立即到医院就诊，由医务人员进行手法复位，并根据情况采用石膏或支具进行固定，也可采用其他治疗方法。

1. 明确膝关节脱位方向后行反方向牵引手法复位，如果复位困难，尤其是旋转脱位，应尽早进入手术室在麻醉下复位。

2. 手法复位后应进一步检查是否合并骨折和神经、血管损伤，如果合并骨折和神经、血管损伤，应尽早行手术治疗。

3. 手法复位后，如果 X 线或 CT 检查没有合并骨折，也没有合并神经、血管损伤，应在膝关节屈曲 30 度的情况下固定 2 ~ 3 周。

4. 膝关节固定期间，常规活动下肢，防止肌肉萎缩和深静脉血栓形成等。如果膝关节血肿严重，应在严格无菌操作下抽出积血，并加压包扎，避免膝关节再次积血。

【预防措施】

1. 认真掌握运动技巧，反复进行模拟运动，规范运动动作。

2. 重视运动前的热身活动，在高强度运动前一定要进行 5 ~ 10 分钟的热身活动，防止在肌肉僵硬的情况下，突然进行运动。

3. 侧摔运动时避免卡伤膝关节，驾驶车辆时避免夹伤或别伤膝关节。

4. 加强膝关节柔韧性和灵活性锻炼，强化膝关节周围肌肉力量的锻炼。

五、髌骨脱位

髌骨脱位多发于运动中突然急停转体、折返跑，或膝关节前内侧磕在硬物上，或被撞后在膝关节弯曲时，膝关节正前方的髌骨歪到膝关节的内侧或外侧，导致膝关节疼痛，不能弯曲或活动。

存在膝关节囊松弛、髌骨高位、膝关节外翻和股骨外侧髁发育不良等异常的运动人员，比较容易发生髌骨脱位。在运动中发生的髌骨脱位，大致可分为急性创伤性髌骨脱位和复发性髌骨脱位。

急性创伤性髌骨脱位如果治疗不当，可发展成复发性髌骨脱位，在下蹲时髌骨常会自动歪到膝关节的外侧，膝关节伸直后髌骨又恢复到中间位置（图 15-2-16）。复发性髌骨脱位可导致膝关节反复肿胀和膝关节滑膜炎。

【临床诊断】 膝关节正前方的髌骨歪向一侧，多是歪到外侧，膝关节正中空虚、压痛，有囊性的感觉，膝关节外侧鼓包，膝关节疼痛剧烈，不能弯曲活动，几小时后膝关节慢慢肿胀。有时在膝关节伸直后，外侧的鼓包可自行回复到膝关节前方正中，同时患者可听到或感觉到"咔嗒"的声响，此时疼痛多减轻，继而膝关节肿胀，膝关节不敢弯曲。X 线检查即可明确诊断。

【治疗方法】

1. 手法复位

在只有膝关节疼痛而无其他不适的情况下，可以尝试手法复位。膝关节缓慢伸直，将歪向一侧的

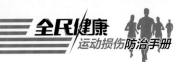

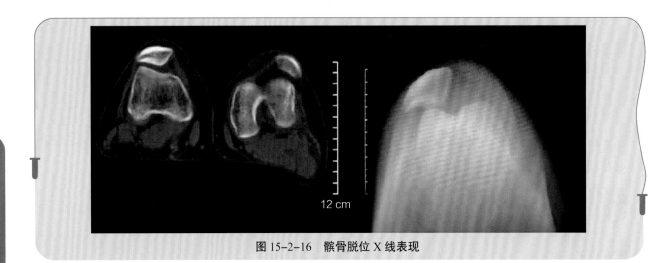

12 cm

图 15-2-16 髌骨脱位 X 线表现

髌骨用手推到膝关节正前方。通常有明显的弹响后，膝关节又可以活动，一般复位成功。复位成功后膝关节伸直位行石膏或支具固定，及时到医院就诊，以排除可能存在的其他损伤。

2. 手术治疗

损伤严重的髌骨脱位、合并骨折或软骨损伤，或反复脱位的患者，应考虑手术治疗，以稳定髌骨，常见方法如图 15-2-17 所示。膝关节镜微创手术可取自体肌腱重建髌骨内侧的支持带，对髌骨外侧的支持带进行松解，以保证髌骨在膝关节屈伸活动中，始终位于膝关节前方正中。

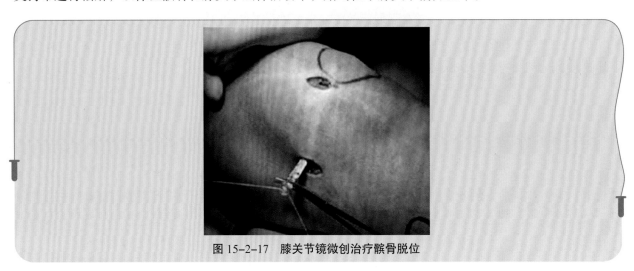

图 15-2-17 膝关节镜微创治疗髌骨脱位

3. 康复锻炼

髌骨脱位经治疗后，应及早进行功能康复锻炼。在膝关节固定时，可进行常规的股四头肌锻炼；当膝关节固定拆除后，可进行以下功能康复锻炼（图 15-2-18）。

（1）腘绳肌拉伸锻炼：站立，患腿脚跟蹬在矮凳上，伸直膝关节，双手尽量去触摸脚尖，坚持 10秒，放松 10 秒后继续。每组 10 ~ 12 次，间隔 1 分钟，连续做 3 组。

（2）股四头肌拉伸锻炼：单手扶墙，患腿尽量向后弯曲，另外一只手可以握住患腿脚踝，尽量让脚跟贴近臀部，坚持 10 秒，放松 10 秒后继续。每组 10 ~ 12 次，间隔 1 分钟，连续做 3 组。

（3）抬腿锻炼：侧卧在床上，患腿在上，在膝关节伸直的情况下，尽量向上抬大腿，坚持 10 秒，放松 10 秒后继续。每组 10 ~ 12 次，间隔 1 分钟，连续做 3 组。

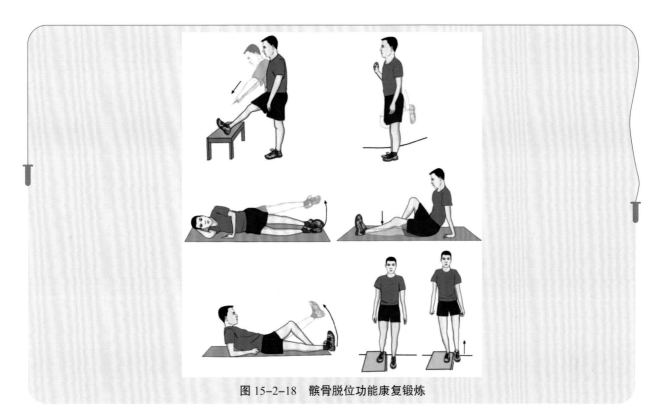

图 15-2-18　髌骨脱位功能康复锻炼

（4）股四头肌收缩锻炼：坐在床上，抬患侧大腿，抬离床面后，坚持 10 秒，放松 10 秒后继续。每组 10 ～ 12 次，间隔 1 分钟，连续做 3 组。

（5）直腿抬高锻炼：仰卧在床上，健腿弯曲，患腿在膝关节伸直的情况下抬离床面 45 度左右，坚持 10 秒，放松 10 秒后继续。每组 10 ～ 12 次，间隔 1 分钟，连续做 3 组。

（6）蹬台阶锻炼：在台阶或旁边放置适当的垫脚石，两脚分别踩在地面和台阶或垫脚石上，做原地踏步锻炼。

【预防措施】　同膝关节脱位部分。

六、膝关节软骨损伤

膝关节软骨是包绕在膝关节骨表面，像脆骨一样有弹性的软骨组织（图 15-2-19），像膝关节的轴承面一样光滑，与半月板一起可减轻大腿和小腿的冲击与摩擦，具有润滑和耐磨损的特征，还可以吸收机械性震荡。

膝关节软骨损伤多由直接外伤或长期慢性磨损所致，一般难以自我修复，如果膝关节软骨损伤后不注意，容易引起不可恢复的膝关节疼痛等不适。

【临床诊断】　在运动中，如果膝关节出现针刺样疼痛或酸痛，休息后可缓解，应考虑是膝关节软骨损伤。膝关节疼痛在上、下楼梯或蛙跳时明显。疼痛一般固定在膝关节间隙（膝关节中间的内、外侧），常见于膝关节前方（图 15-2-20）。严重膝关节软骨损伤，可伴有膝关节肿胀和膝关节屈伸时弹响。X 线检查显示膝关节间隙变窄（图 15-2-21），但 X 线检查对膝关节软骨损伤诊断敏感性不高，明确诊断一般需要行磁共振检查（图 15-2-22）。膝关节软骨损伤后软骨面失去完整性，表面光滑性也消失（图 15-2-23）。

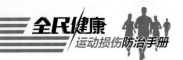

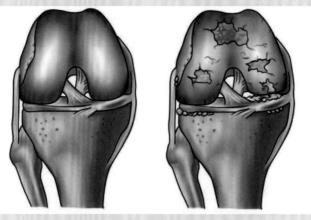

图 15-2-19　膝关节软骨及损伤表现示意

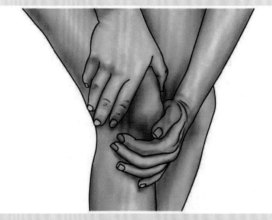

图 15-2-20　膝关节软骨损伤的疼痛部位

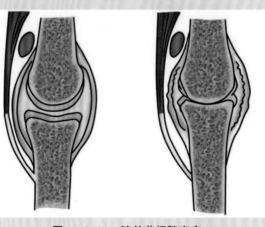

图 15-2-21　膝关节间隙变窄

【治疗方法】　在运动中，出现膝关节疼痛的症状后，首先应停止运动，适度休息，减少膝关节的负重。

如果膝关节肿胀严重，可以先戴上护膝保护。日常生活中也要减少对膝关节影响较大的动作，如爬山、蹲起、远距离骑自行车、频繁地上下楼梯和负重等。

适当进行膝关节周围肌肉力量的锻炼，如靠墙蹲（膝关节微微弯曲，后背靠墙，膝关节弯曲的角度不超过 90 度）或躺在床上空蹬自行车等活动，以加强膝关节的稳定性，减少下肢肌肉萎缩。

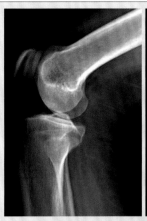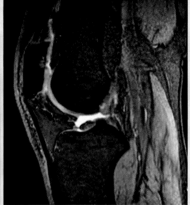

图 15-2-22　膝关节软骨损伤磁共振影像

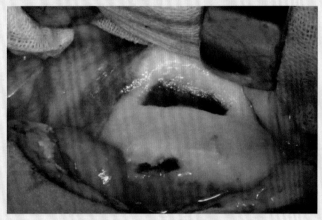

图 15-2-23　膝关节软骨损伤术中所见

如果膝关节疼痛严重，休息也不能缓解，可以应用非甾体抗炎药，口服硫酸氨基葡萄糖营养膝关节软骨。如果休息和用药后仍不能缓解疼痛，且还有明显的交锁等症状，应到医院就诊，根据检查结果决定是否需要手术治疗。手术治疗包括膝关节镜清理、微骨折处理和软骨移植等。

膝关节软骨损伤功能康复锻炼方法同前，见图 15-2-18。

【预防措施】　膝关节软骨损伤的预防重在细节，如运动时必须全神贯注，踏稳之后再进行第二步，以避免外伤。平时可佩戴护膝以预防意外。运动要有计划性和持续性，不能休息很长时间之后突然高强度运动。

七、膝关节滑膜炎

膝关节是滑膜最多、关节面最大的关节。由于膝关节滑膜广泛分布，并位于膝关节表浅部位，故受到损伤的机会较多。膝关节滑膜炎是膝关节滑膜受到损伤而刺激膝关节滑膜增生所引起的一种无菌性炎症。会导致膝关节液无法正常生成和吸收，进而造成膝关节肿胀。而且膝关节滑膜增生还会不断侵犯膝关节软骨（图 15-2-24），如果不及时治疗容易导致膝关节骨性关节炎，有极大的致残可能。

在运动中，由于反复的力量刺激或扭转受伤等，也易引发膝关节滑膜炎。

【临床诊断】　急性膝关节创伤性滑膜炎主要表现为运动后膝关节发热、肿胀、疼痛和活动困难等，可伴有走路一瘸一拐。膝关节屈伸活动受限，下蹲困难并伴疼痛加剧。膝关节周围可有局限性压痛点，

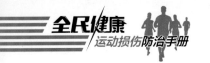

穿刺可抽出血性积液。膝关节浮髌试验阳性（图15-2-25）。

慢性膝关节创伤性滑膜炎可无明显外伤史，主要表现为膝关节发软及活动受限，运动后膝关节肿胀持续不退，甚至下蹲困难。运动增多时症状加重，休息后症状减轻，久而久之可触及膝关节囊有肥厚感。

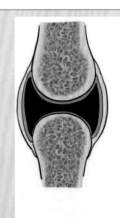
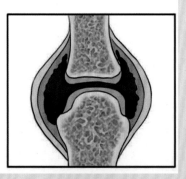

图 15-2-24　膝关节滑膜炎表现

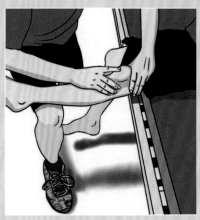

左手向下轻推髌骨，右手示指轻轻上下压髌骨，观察是否有飘动的感觉。

图 15-2-25　膝关节浮髌试验

【治疗方法】　如果运动后膝关节肿胀和屈伸活动受限较轻，可给予冷敷和加压包扎（图15-2-26）。如果运动后膝关节肿胀和屈伸活动受限较重，可以用护膝或支具固定（图15-2-27）。注意卧床休息，避免下地，更不能负重。急性损伤48小时后，可以采用物理疗法，如超声波或微波等。

如果膝关节积液明显，可在严格无菌操作下抽出积液，并加压包扎和制动。对于反复发作的慢性膝关节创伤性滑膜炎，可行膝关节镜手术治疗，否则会引起严重后果。如果膝关节软骨被破坏（图15-2-28），膝关节弯曲和伸直困难，会导致将来走路不便，严重影响生活质量。

【预防措施】

1. 制订合理的运动计划，避免使膝关节长时间高强度地进行单一动作的反复运动，并避免受凉和劳累。

2. 加强膝关节周围肌肉力量锻炼，以增强膝关节稳定性和抗损伤能力。

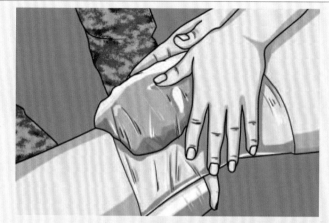

图 15-2-26　膝关节滑膜炎冰敷方法

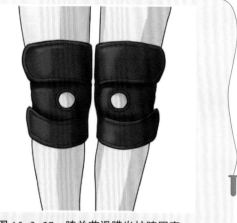

图 15-2-27　膝关节滑膜炎护膝固定

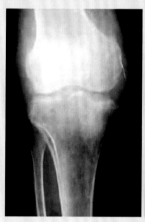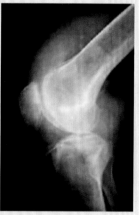

图 15-2-28　慢性膝关节创伤性滑膜炎 X 线表现

八、胫骨结节骨软骨炎

胫骨结节骨软骨炎主要是胫骨结节骨化失常所致，多发于青少年，单侧较为多见。常见原因为剧烈运动，尤其是跑跳之后，髌韧带的胫骨结节处（图 15-2-29）发生肌腱炎、腱鞘炎或肌腱滑囊炎，与邻近的组织损伤钙化或骨化形成隆突。如果运动后出现膝关节前方疼痛，可考虑胫骨结节骨软骨炎。

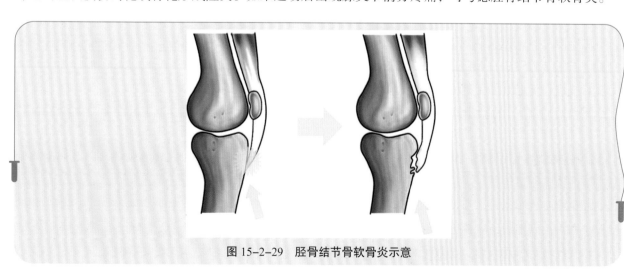

图 15-2-29　胫骨结节骨软骨炎示意

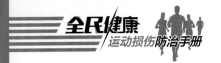

【临床诊断】

1. 临床表现

无明显外伤病史，但运动后膝关节正中前下方压痛（图 15-2-30），局部肿大，上下台阶或跑跳时疼痛较为明显。当行跪姿动作时，胫骨结节受髌韧带紧张牵拉或直接被压导致疼痛加重，但休息后疼痛可缓解或消失。

2. 诊断检查

触摸膝关节前下方可发现肌腱肥厚和胫骨结节增大，压痛点在髌腱附着点处，膝关节无肿胀或积液。膝关节在抗阻力伸直（直腿抬高或负重蹲起）或充分屈曲下蹲时疼痛加重。X 线检查可见膝关节疼痛位置增生肿大（图 15-2-31），甚至出现胫骨结节和胫骨干分离。

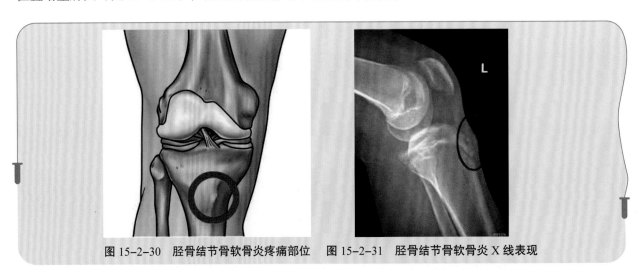

图 15-2-30　胫骨结节骨软骨炎疼痛部位　　图 15-2-31　胫骨结节骨软骨炎 X 线表现

【治疗方法】　胫骨结节骨软骨炎一般可以自行好转，治疗上以减少运动量和休息为主，也可将膝关节保持伸直位并用石膏或支具固定。若局部疼痛严重，则需要卧床休息至疼痛消失为止。石膏或支具固定期一般为 4 ~ 6 周，症状缓解后逐渐恢复活动。也可以局部封闭治疗，但次数不宜过多。

【预防措施】　运动要按计划循序渐进，勿骤然加大运动量和运动强度。

九、跳跃膝

跳跃膝又称髌腱炎。髌腱是连接髌骨与小腿胫骨之间的软组织肌腱结构，与股四头肌、髌骨共同构成"伸膝装置"——抬腿过程中的动力装置。跳跃膝是由于"伸膝装置"反复过度运动，如长时间反复的蛙跳、折返跑和跨越障碍等，造成髌腱的损伤或断裂（图 15-2-32）。

如果运动量大，特别是蛙跳、折返跑和跨越障碍等运动后出现膝关节前方正中处疼痛，呈慢性隐痛，上下楼、半蹲位发力或起跳时疼痛更加显著，甚至腿软、站不住，此时可考虑跳跃膝。

【临床诊断】　髌骨（膝关节前正中的小骨头）前下方可触及变粗和变硬的肌腱，以及肌腱与骨骼连接处压痛明显（图 15-2-33）。

如果疼痛时间较长，还可出现大腿肌肉萎缩和变细。在平躺时，膝关节下方垫枕头后，抬小腿的过程中如果出现髌骨下方疼痛，也是比较明显的症状之一。

X 线检查大多无异常，少数可见髌腱内钙化，出现高亮度异常影像（图 15-2-34）。

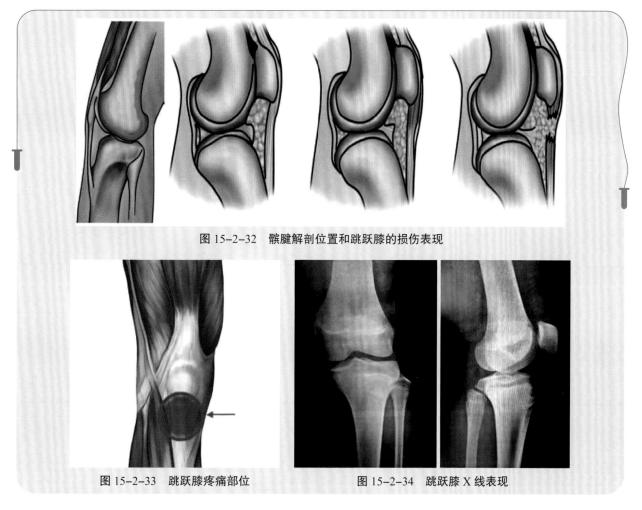

图 15-2-32　髌腱解剖位置和跳跃膝的损伤表现

图 15-2-33　跳跃膝疼痛部位

图 15-2-34　跳跃膝 X 线表现

【治疗方法】　降低运动强度，适度休息，避免跑步或跳跃等运动。冰敷以缓解疼痛和减轻肿胀，并多做伸展运动。佩戴髌骨带（图 15-2-35），以分散髌腱承受的压力。通过保守治疗，一般情况下症状都可以缓解。

跳跃膝经过休息和保守治疗后，要及早进行功能康复锻炼（图 15-2-36），具体方法如下。

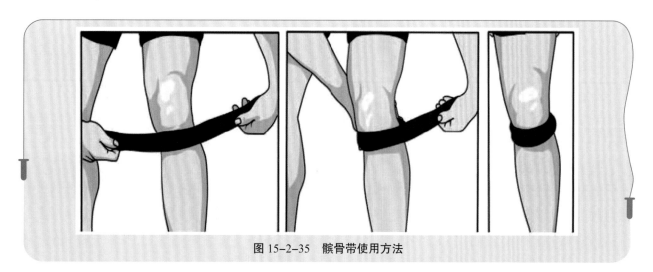

图 15-2-35　髌骨带使用方法

201

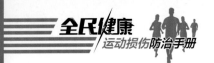

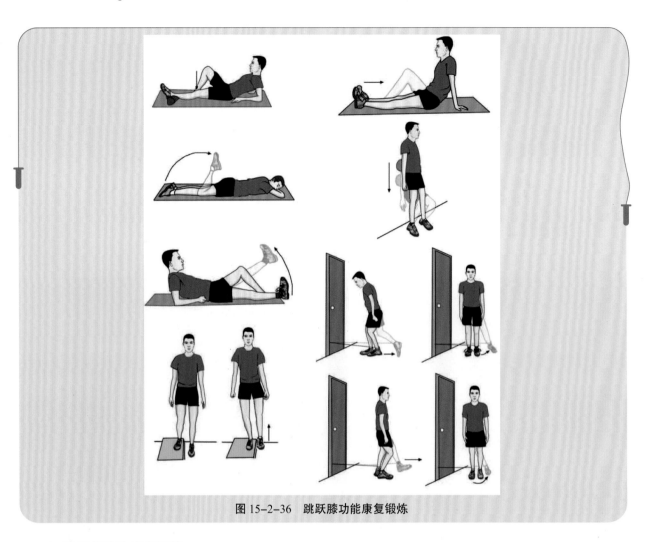

图 15-2-36　跳跃膝功能康复锻炼

1. 膝关节被动伸直锻炼

半平卧在床上，踝关节下垫枕，使整个患腿抬离床面，以便膝关节在重力作用下被动伸直。

2. 足跟滑动锻炼

坐在床上，主动弯曲膝关节，足跟在床面上滑动，锻炼膝关节的活动范围。

3. 足跟后伸锻炼

趴在床上，向后抬小腿，足跟尽量贴近臀部，坚持 10 秒后放松，小腿伸直后继续后抬，坚持锻炼 10 ~ 15 次。

4. 靠墙蹲锻炼

两脚分开，与肩同宽，向后靠墙，弯曲膝关节，保持膝关节弯曲角度在 90 度以上，即臀部尽量在膝关节水平面以上，坚持 10 秒后放松，站直，继续下蹲。

5. 直腿抬高锻炼

健腿可以稍微弯曲，患腿可以保持膝关节伸直的情况下上抬大腿及小腿，抬到最大程度后坚持 10 秒后放松，放下腿后继续上抬，坚持锻炼 10 ~ 15 次。

6. 膝稳定性锻炼

在有拉力的情况下，患腿向前、后、左、右四个方向进行拉伸锻炼。

7. 蹬台阶锻炼

在台阶或旁边放置适当的垫脚石，两脚分别踩在地面和台阶或垫脚石上，做原地踏步锻炼。

【预防措施】

1. 如果肌肉僵硬，特别是大腿肌肉僵硬时，极易造成髌腱损伤，应加以注意。

2. 增加肌肉及肌腱的力量性锻炼，并局部按摩，以增加血液循环。

3. 掌握安全运动的技巧，学习正确的起跳和落地的技巧。

十、鹅足滑囊炎

鹅足是位于膝关节内下方的一块区域，由大腿内侧的缝匠肌、股薄肌和半腱肌三块肌肉的肌腱附着点（在小腿上方内侧）构成，外形类似鹅的脚掌，故称鹅足。在鹅足下方与小腿骨之间有一滑囊称为鹅足滑囊。

由于反复运动，尤其是反复蹲起，可造成鹅足滑囊的反复牵拉和损伤，久而久之在鹅足滑囊出现积液，造成无菌性炎症，称为鹅足滑囊炎。一般可由直接性的外伤、突然过度跑步等运动，或走路姿势不正常等，而使鹅足滑囊压力加大等所致。

【临床诊断】 主要表现为膝关节刺痛和酸痛，但很少剧痛，上下楼梯或剧烈运动（跳跃、长跑等）时明显加重，休息后可减轻。疼痛局限在膝关节内侧下方，一般没有明显的肿胀和皮肤温度升高。

在跑步等运动时，尤其是膝关节弯曲或伸直时，如果膝关节内侧下方疼痛（图15-2-37），可考虑鹅足滑囊炎。

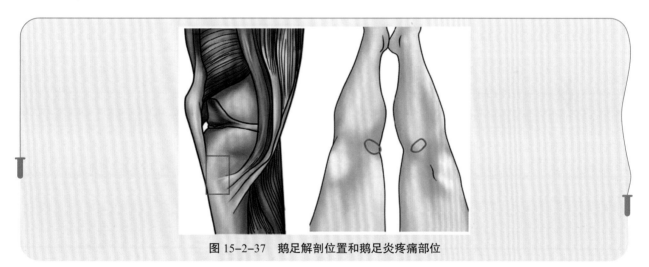

图 15-2-37 鹅足解剖位置和鹅足炎疼痛部位

【治疗方法】 如果在运动中出现鹅足部位的疼痛，首先应停止运动，适度休息，尤其避免继续高强度的运动。疼痛部位可以用冰袋冷敷，每次 10～20 分钟，每天 2～3 次。

如果疼痛不能缓解，可以用屈曲的保护性支具固定，限制膝关节活动 2 周，一般可以缓解。

如果反复运动后出现鹅足部位的慢性疼痛，可以采用物理疗法以减轻疼痛，如超声波或经皮电刺激等方法。也可口服或外用非甾体抗炎药。如果上述治疗方法无效，可进行局部封闭治疗。

【预防措施】

1. 在高强度运动前，拉伸肌肉组织，用泡沫轴或在他人帮助下分别放松缝匠肌、股薄肌和半腱肌。（图 15-2-38）。

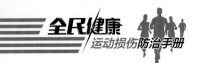

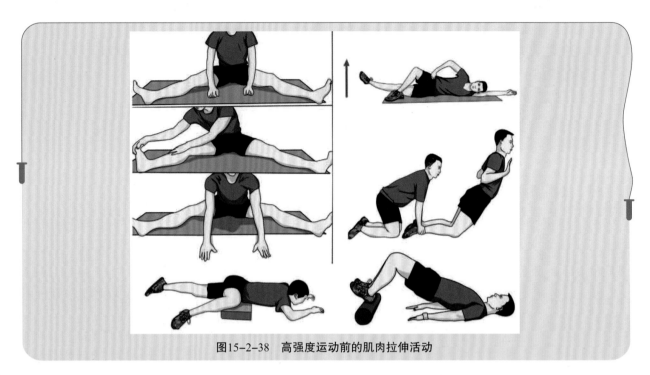

图15-2-38 高强度运动前的肌肉拉伸活动

2.合理安排运动计划，平衡分配运动时间，避免运动量突然增减。

第三节 足踝损伤

一、踝关节韧带损伤

在行走、跳跃和跑步等多项运动中，主要依靠踝关节的背伸（脚尖往上抬）和跖屈（脚尖往下踩）来完成（图15-3-1）。因此，踝关节极易受到损伤，最常见的是内翻扭伤，即人们常说的"崴脚"（图15-3-2）。踝关节的生理特点决定了踝关节在跖屈时最容易发生内翻扭伤，当踝关节处在轻微跖

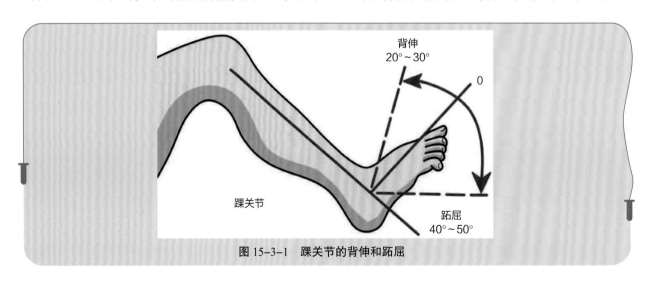

图15-3-1 踝关节的背伸和跖屈

204

屈、内翻，也就是脚尖稍向内指向地面时，只要一个微小的阻碍，使踝关节强力内翻，就会发生扭转，从而导致踝关节周围韧带（图 15-3-3）撕裂，如果处理不当会对踝关节功能造成严重影响。

【临床诊断】　踝关节损伤后应及时就诊，行查体和辅助检查（X 线、CT 和磁共振），从而做出正确的诊断和治疗。

1. 临床表现

主要表现为踝关节肿胀、疼痛和活动受限。由于踝关节损伤的程度不同，肿胀程度也不同，甚至皮肤还会有大片淤血斑（图 15-3-4）。膝关节疼痛主要是运动痛，不能正常行走，并触痛剧烈。

2. 损伤程度

按韧带损伤的严重程度，踝关节损伤可分为 3 级（图 15-3-5）。Ⅰ级是韧带轻度损伤，踝关节尚保持稳定；Ⅱ级是韧带部分断裂，踝关节轻度不稳定；Ⅲ级是韧带完全断裂，踝关节不稳定。无论哪种程度的损伤，早期正确的处理都十分关键。

【治疗方法】　治疗原则是充分休息、及时冷敷、严格制动和抬高患肢。不能对踝关节损伤抱着无所谓的态度，更不能认为"养两天就好了"，其实不然，因为未经正规治疗的踝关节损伤患者再次损伤的可能性会提高 3 ~ 4 倍。因此，对踝关节损伤必须高度重视。

1. 急性期 48 小时内局部冷敷，每次 10 ~ 20 分钟，每 6 小时一次（图 15-3-6），可明显减轻肿胀；48 小时之后热敷 2 ~ 3 天，以促使组织渗液尽快吸收，减轻疼痛；石膏需固定 2 ~ 3 周（图 15-3-7），

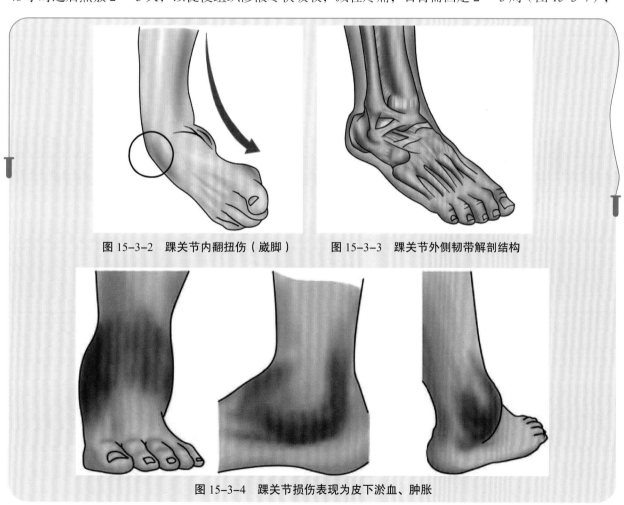

图 15-3-2　踝关节内翻扭伤（崴脚）　　图 15-3-3　踝关节外侧韧带解剖结构

图 15-3-4　踝关节损伤表现为皮下淤血、肿胀

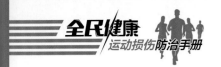

这样既利于消肿，又利于韧带愈合，应定期到医院做复查，石膏或支具松紧不合适时要及时更换；在躺下休息时，一定要垫高患肢（图15-3-8），以利于消肿。

2.踝关节损伤最重要的功能康复锻炼是踝部肌肉力量和踝关节活动度的锻炼，具体方法如下。

（1）踝部肌肉力量锻炼：较为简单易行的方法是利用抗阻带进行锻炼（图15-3-9），力度控制在疼痛能够耐受的范围内，在床上用一条毛巾即可完成。

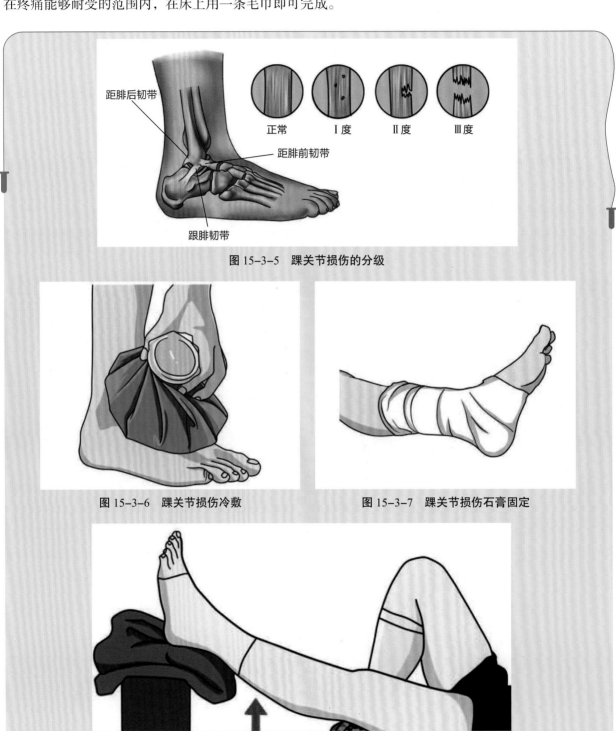

图15-3-5 踝关节损伤的分级

图15-3-6 踝关节损伤冷敷　　　　　图15-3-7 踝关节损伤石膏固定

图15-3-8 躺下休息时垫高患肢

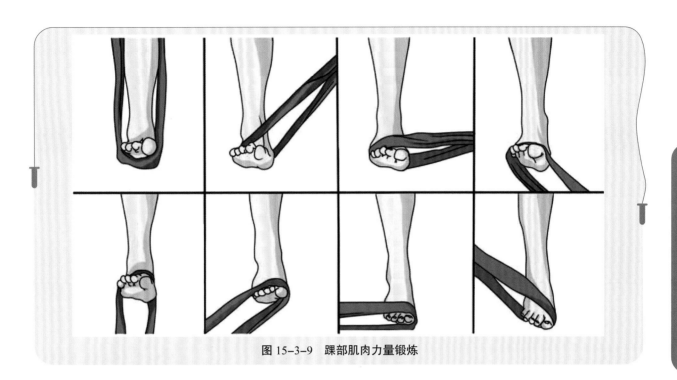

图 15-3-9 踝部肌肉力量锻炼

（2）踝关节活动度锻炼

1）背伸锻炼：利用毛巾或任何长条带，对前脚掌进行向上的牵拉（图 15-3-10）。

2）跖屈锻炼：把踝关节伸出床外，让亲友协助下压；或利用"跪"的姿势，让臀部下压踝关节（图 15-3-11）。

【预防措施】

1. 在运动时要穿合适的鞋子，以缓冲踝关节与地面之间的冲击力，保证踝关节的稳定性和与地面的贴合性。

2. 若曾有过踝关节损伤，运动前可在踝关节处缠绷带或佩戴护踝来保护踝关节（图 15-3-12）。

3. 平时注意进行踝关节周围肌肉力量的锻炼。

4. 运动前进行充分的准备活动，能对踝关节周围韧带进行预热，最大程度地调动踝关节对压力和冲击的耐受性。

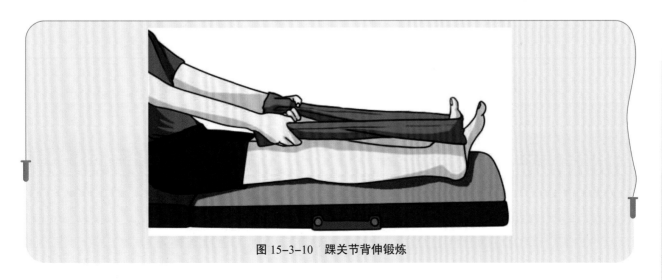

图 15-3-10 踝关节背伸锻炼

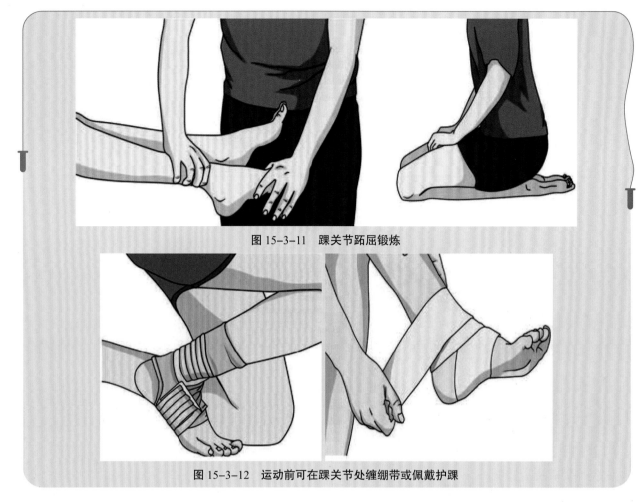

图 15-3-11 踝关节跖屈锻炼

图 15-3-12 运动前可在踝关节处缠绷带或佩戴护踝

二、踝关节骨折

在运动中，踝关节骨折也是发生率较高的一种损伤，大多数是踝关节跖屈扭伤或暴力传导引起。踝关节由内踝、外踝和胫骨下端关节面构成踝穴，包括距骨体。外踝较内踝略偏后且低 1 厘米左右，距骨体前方较宽、后方略窄（图 15-3-13）。这样的结构使踝关节背屈时距骨体和踝穴很好匹配，踝关节较为稳定；而踝关节跖屈时距骨体和踝穴间隙增大，踝关节相对不稳定，因而易发生骨折。

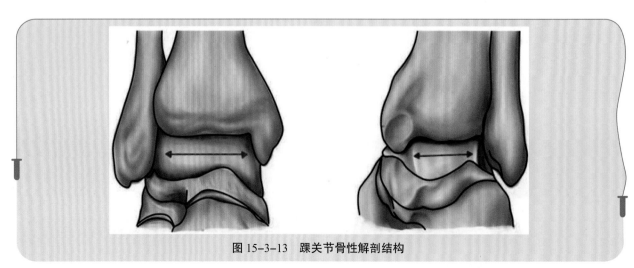

图 15-3-13 踝关节骨性解剖结构

【临床诊断】

1. 临床表现

主要表现为踝关节剧烈疼痛、明显肿胀和严重的功能障碍（图 15-3-14）。严重的骨折会导致踝关节周围的稳定结构破坏，失去踝关节正常的解剖关系，从而发生踝关节脱位（图 15-3-15）。出现上述情况应及时就诊，进行全面检查以明确诊断和及时治疗。

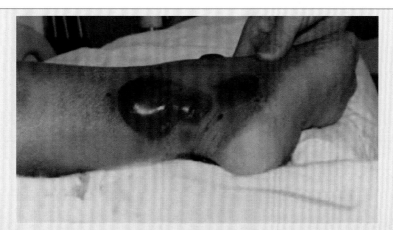

图 15-3-14 踝关节骨折肿胀明显，可见血性水疱形成

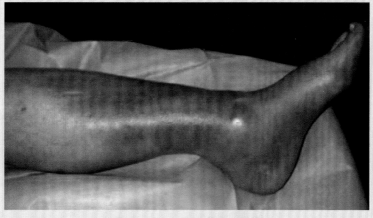

图 15-3-15 踝关节骨折畸形

2. 损伤分类

根据损伤外力的作用方向不同，踝关节骨折可分为外翻外旋型、内翻内旋型和垂直压缩型。

【治疗方法】 踝关节面积小，却要承受体重压力，且无法得到缓冲。因此，对踝关节骨折的治疗要求很高，只有精确复位才能得到良好的治疗效果。

1. 踝关节骨折如合并脱位，应尽早行手法复位。长时间的脱位不仅会给患者造成痛苦，而且踝关节肿胀越来越明显，导致手法复位困难，极大地增加了后续治疗的难度，手法复位后需用小腿石膏或支具固定（图 15-3-16）。对无脱位的踝关节骨折可选择保守治疗，用小腿石膏或支具固定踝关节于背伸 90 度中立位，每 1 ~ 2 周针对消肿和小腿石膏或支具松动的情况更换一次，小腿石膏或支具固定时间一般为 6 ~ 8 周，对于有脱位或不稳定的踝关节骨折，应考虑采用手术治疗。

2. 踝关节骨折功能康复锻炼，是踝关节功能康复令人满意的关键。踝关节骨折无论采用保守治疗还是手术治疗，很多患者都会用小腿石膏或支具固定一段时间，所以不可避免地会出现踝关节活动度

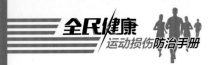

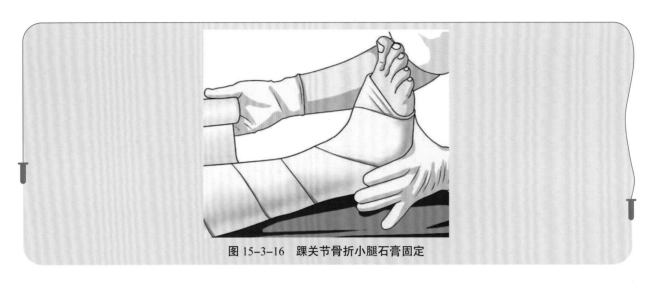

图 15-3-16　踝关节骨折小腿石膏固定

受限的情况。那么在拆除小腿石膏或支具之后，都要早期进行踝关节活动度和肌肉力量的锻炼（同踝部韧带损伤部分）。

踝关节骨折需要定期到医院复查，何时需要拆除小腿石膏或支具，何时进行功能康复锻炼，都需要在医务人员的指导下进行。如果手术中固定效果不确定，可适当延长小腿石膏或支具的固定时间。踝关节骨折的预后，取决于踝关节的解剖复位和匹配情况，可适当牺牲早期的功能康复锻炼。

【预防措施】　同踝部韧带损伤部分。

三、踝关节撞击综合征

踝关节撞击综合征是指踝关节周围软组织或骨骼之间，相互撞击、挤压所造成的以疼痛为主的一系列症状，在运动中很常见，尤其是多次扭伤踝关节的患者。主要是由反复微损伤所致踝关节韧带、滑膜的无菌性炎性增生和骨赘形成，增生的滑膜嵌入骨赘而产生疼痛等症状，包括骨性撞击和软组织撞击（图 15-3-17）。

【临床诊断】

1. 临床表现

主要表现为踝关节持续性疼痛，有时在踝关节活动过程中可听到弹响，踝关节被动背伸和外翻可诱发疼痛（图 15-3-18）。

2. 诊断分类

踝关节撞击综合征最常见的是前外踝撞击综合征和前踝撞击综合征。

（1）前外踝撞击综合征以软组织撞击为主，有踝关节反复扭伤史，而反复扭伤则导致踝关节前外侧韧带损伤、增生增厚（图 15-3-19），并在修复过程中形成痛性瘢痕（图 15-3-20），阻碍踝关节活动从而出现疼痛。

（2）前踝撞击综合征则以骨性撞击为主，多发生于反复做踝关节屈伸的运动，而反复屈伸则引起胫骨和距骨的反复微小损伤和骨膜下血肿，刺激新骨形成，发生骨质增生（图 15-3-21），导致踝关节前方关节囊的牵拉、撕裂，从而进一步加重骨赘形成而引起疼痛（图 15-3-22）。

【治疗方法】

1.早期可保守治疗，减少运动量，并采用理疗、药物和局部封闭等方法来消除炎症和减轻疼痛。

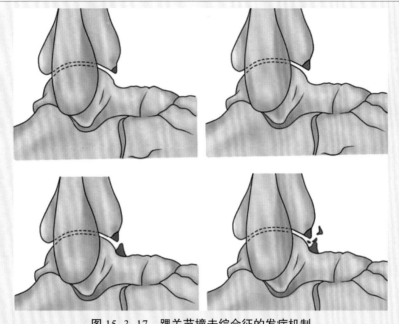

图 15-3-17　踝关节撞击综合征的发病机制

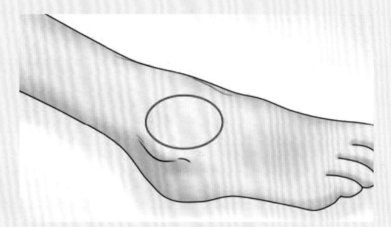

图 15-3-18　踝关节前外侧撞击的疼痛部位

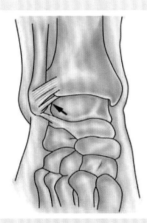

图 15-3-19　增生增厚的踝关节前外侧韧带

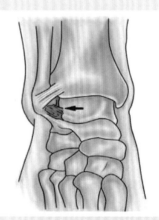

图 15-3-20　踝关节前外侧沟内异常瘢痕组织

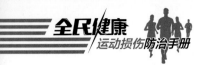

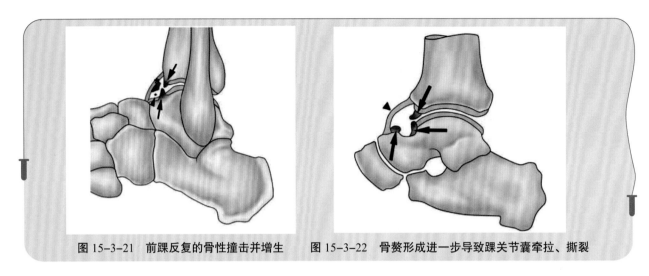

图 15-3-21 前踝反复的骨性撞击并增生 图 15-3-22 骨赘形成进一步导致踝关节囊牵拉、撕裂

如果症状反复发作，保守治疗 3 个月以上无效，可行手术治疗，大部分踝关节撞击综合征可行踝关节镜微创治疗。踝关节镜手术具有创伤小、恢复快等优点。

2. 保守治疗或踝关节镜术后的功能康复锻炼，主要包括踝关节活动度、肌肉力量、本体感觉和协调性等方面的锻炼。踝关节活动度和肌肉力量的锻炼方法同踝关节骨折部分。本体感觉和协调性锻炼可以采用单足站立、单足平衡和平衡板（图 15-3-23）等方法，每天 2 次，每次 2 分钟。

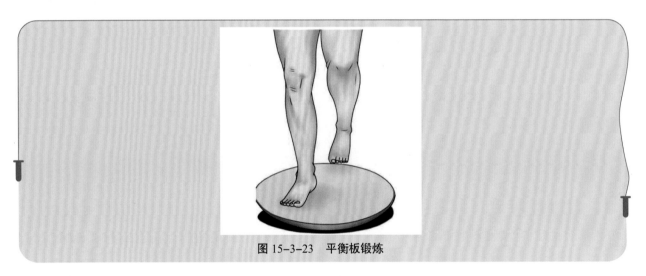

图 15-3-23 平衡板锻炼

【预防措施】 运动计划应科学合理，避免长时间、高强度和反复做踝关节屈伸运动。重视小腿肌肉力量全面、平衡和有计划的锻炼，增强踝关节的稳定性和抗损伤能力。

四、跟腱断裂

跟腱是身体最粗大最强壮的肌腱，能承受很大的张力。在脚跟离地而用脚尖站立时，可以明显看到在脚后跟和小腿之间有一条粗壮结实、紧绷的肌腱，这就是跟腱，长约 15 厘米，由小腿三头肌的肌腱融合形成，是小腿肌肉力量传导至脚部的最主要的结构（图 15-3-24）。

在运动中跟腱断裂较为常见，多发生于跨越障碍、越野、格斗和球类等运动中，主要原因是长期运动使得跟腱慢性劳损，导致跟腱出现无菌性炎性改变和弹性下降，一次不太剧烈的运动就可能导致

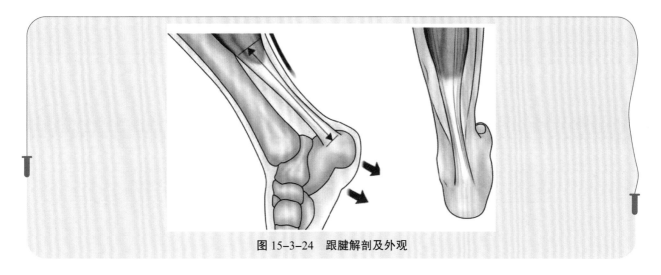

图 15-3-24　跟腱解剖及外观

跟腱断裂。

【临床诊断】

1. 临床表现

跟腱断裂时感觉好像有人在小腿后方用棍子敲了一下，并出现脚踝活动不灵便和不能用力蹬地等情况，跟腱部位随之感到疼痛，并有凹陷性压痛，局部渐渐肿胀，皮肤出现淤血斑（图 15-3-25）。一旦出现上述的情况，应立即到医院就诊，以明确诊断和治疗方案。

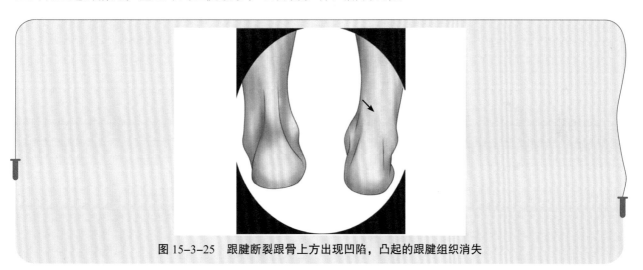

图 15-3-25　跟腱断裂跟骨上方出现凹陷，凸起的跟腱组织消失

2. 诊断分类

跟腱断裂可分为自发性断裂和外伤性断裂。

（1）跟腱自发性断裂：跟腱长期进行强度很大的跳跃或蹬踏等运动而出现劳损，并发生无菌性炎症，当动作不协调或用力过猛时，跟腱可被肌肉拉断（图 15-3-26）。

（2）跟腱外伤性断裂：多为直接暴力作用，如重物打击跟腱，可使跟腱挫伤，部分或完全断裂；或可由玻璃、刀具等锐器切割致伤，为污染较轻的开放性损伤。

【治疗方法】　如果明确跟腱断裂，应尽快进行手术治疗（图 15-3-27），术后长腿石膏或支具固定，需定期复查，在医务人员的指导下进行功能康复锻炼。

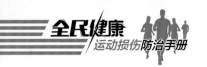
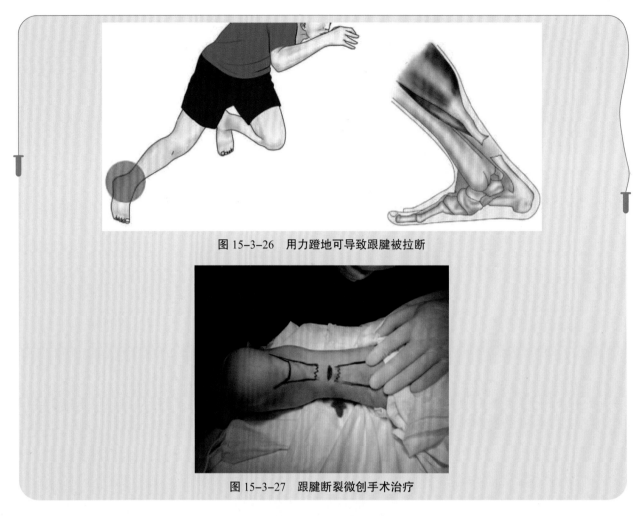

图 15-3-26　用力蹬地可导致跟腱被拉断

图 15-3-27　跟腱断裂微创手术治疗

跟腱断裂手术后的功能康复锻炼非常重要，必须遵循跟腱愈合的生理机制，既要防止对未愈合的组织施加过度负荷，又要预防对已愈合组织的负面影响。

1. 术后 1 ~ 28 天

长腿石膏或支具固定膝关节呈屈膝 20 ~ 25 度（图 15-3-28），扶拐下地进行适当活动；切口愈合后，每天去掉长腿石膏或支具，将跟腱区放在温水中浸泡，并做跟腱的按摩，不做踝关节的背伸和跖屈；每天睡觉时必须佩戴长腿石膏或支具。

2. 术后 28 天

更换小腿石膏或支具（长腿石膏或支具锯短到腓骨头下 3 厘米）（图 15-3-29），开始让膝关节活动；每天去掉小腿石膏或支具，将跟腱区放在温水中浸泡，并做跟腱的按摩；适当做踝关节的背伸和跖屈，给予牵张刺激，有利于跟腱纤维愈合；每天睡觉时必须佩戴小腿石膏或支具。

3. 术后 42 天

去掉小腿石膏或支具，穿跟腱靴缓慢行走（图 15-3-30），行走时脚跟和鞋底之间垫一块由 10 层薄板组成的高为 2.5 ~ 3 厘米的脚跟垫（图 15-3-31），防止摔倒或突然蹬踏等对手术后跟腱的牵拉。

4. 术后 63 ~ 84 天

可以全脚掌着地行走，着重锻炼踝关节的功能，使踝关节的活动度完全正常；并开始锻炼小腿三头肌的力量，一开始可进行双足提踵，逐渐增加患肢的负担，最终过渡到患肢单足提踵；也要防止摔

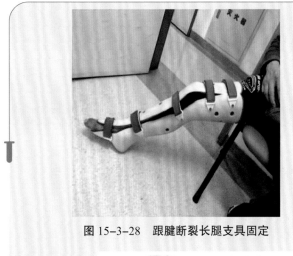
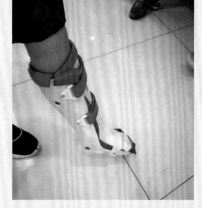

图 15-3-28　跟腱断裂长腿支具固定　　　　图 15-3-29　跟腱断裂术后 28 天更换小腿支具固定

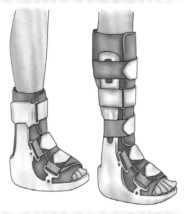
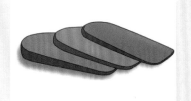

图 15-3-30　跟腱断裂术后 6 周穿跟腱靴行走　　　　图 15-3-31　脚跟垫

倒或突然蹬踏对手术后跟腱的牵拉。

5. 术后 13 ~ 24 周

继续锻炼患肢单足提踵，矫正残留的踝关节背伸和跖屈障碍，开始全脚掌着地慢跑，逐渐恢复踝关节的灵活性及小腿三头肌的肌力和围度，并开始参加低强度的运动。

6. 术后 24 周后

可正常参加运动。

【预防措施】　在运动前做好充分的热身活动，以便将身体调节到最适宜的状态；在运动中注意加强自我保护，增加运动量必须循序渐进；如果在运动中出现疲劳或疼痛，要安排休息，不能带伤运动；要正确掌握运动的技术动作。

五、足底筋膜炎

足底筋膜炎是指因长期、反复和过度牵拉，造成足底筋膜慢性损伤而产生的无菌性炎症。在运动中，很多运动人员会出现足底疼痛，尤其是在长距离越野和跑步等运动中，足底筋膜炎的发生率会更高。因此，足底筋膜炎又称"跑步足"。

足底筋膜从脚跟连到脚趾（图 15-3-32），有助于维持足弓的完整性并有吸震功能。如果把足弓比作是射箭的弓，那么足底筋膜就像弓的弦，"弓弦"的张力有助于保持足弓的形状，在运动中，"弓

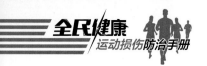

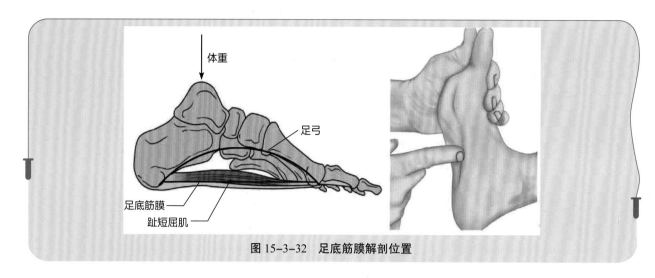

图 15-3-32 足底筋膜解剖位置

弦"不断收紧和伸展，能够把身体像箭一样射出去，可当拉伸太僵硬或太频繁，这根"弦"就会像"弹棉花"一样弹在脚上，从而引起足底筋膜炎，实质是足底筋膜的老化退变。

【临床诊断】 主要表现为脚跟或脚底疼痛，在每天运动开始或走路时的头几步最严重，若休息一段时间后再运动或行走，也会有类似情形。若将脚掌和脚趾背伸，也会疼痛；若跟腱很紧，情形会更严重。一般症状都是缓慢出现，约三分之一的患者双脚都有类似症状。

【治疗方法】

1. 如果发生足底筋膜炎，让脚得到充分休息是关键，要减少运动量或停止运动，尤其是越野和跑步等运动一定要立即停止，在脚上施加的压力越大，就会需要更多的时间来恢复；平时可做简单的踝关节拉伸，伸展脚趾和小腿以防止足底筋膜硬化，也可减轻疼痛。在睡觉时可用支具把踝关节固定在90度角（图15-3-33），保持脚趾向上伸展的状态以伸展足弓，防止在睡觉时足底筋膜发生僵硬和痉挛。

2. 如果经过休息和功能康复锻炼效果不佳，可以在医务人员的指导下进行治疗，如服用非甾体抗炎药减轻炎症和缓解疼痛，购买和使用矫形鞋垫（图15-3-34），或进行体外冲击波治疗（图15-3-35）。此外，还可进行局部封闭治疗，但不宜长期反复使用。

3. 当以上治疗方法效果都不佳时，可行足底筋膜松解术进行治疗。

【预防措施】 在运动时一定要选择合适的鞋，尤其在越野和跑步等运动时，合适的减震鞋很重要；

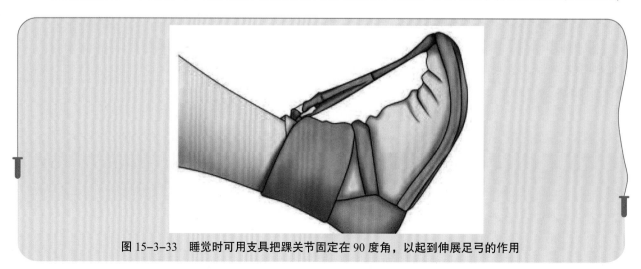

图 15-3-33 睡觉时可用支具把踝关节固定在90度角，以起到伸展足弓的作用

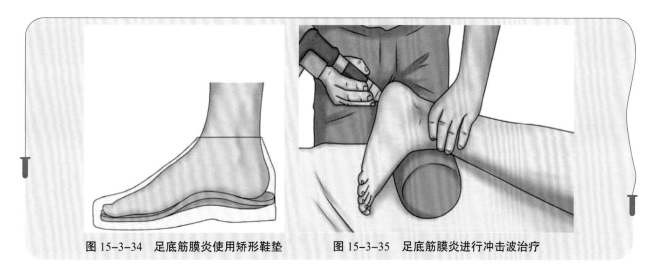

图 15-3-34　足底筋膜炎使用矫形鞋垫　　　　图 15-3-35　足底筋膜炎进行冲击波治疗

足部承受全身的体重，足底负担很重，体重较大者在运动时就更容易发生足底筋膜炎，因此要适当控制体重；运动计划要科学合理，运动前做好热身活动，特别要做好足底的拉伸。睡觉前可以用热水泡脚，以促进足底血液循环、放松足底肌肉，可起到预防足底筋膜炎的作用。睡觉前可以自己进行足底的按摩，主要是按摩足跟部，动作要轻柔，用力不要过大。

第十六章

脊柱损伤

一、肌筋膜炎

肌筋膜炎又称肌肉劳损、肌纤维炎或筋膜疼痛症候群，是指肌肉和筋膜的无菌性炎症反应。脊柱周围有许多韧带和肌肉等组织，对维持体位及平衡性和灵活性起着重要作用，当运动时受到寒冷刺激或疲劳、外伤以及睡眠位置不当等，可以诱发脊柱肌筋膜炎。脊柱周围的肌肉、韧带的急性损伤等是脊柱肌筋膜炎的基本病因。由于在急性期没有得到彻底的治疗或受到反复不良刺激，可以反复出现持续或间断的脊柱慢性肌肉疼痛和酸软无力等症状。

【临床诊断】 脊柱肌筋膜炎多发于颈肩部肌肉和腰肌等。

1. 颈肩肌筋膜炎

颈肩部酸痛不适，肌肉僵硬，或有重压感、麻木感，可向头部和上肢及背部与肩胛之间放射；晨起或天气变化及受凉后疼痛加重，活动后则可减轻，常反复发作，并出现颈部弹响。颈肩肌紧张和压痛，压痛点多位于棘突及棘突两旁，常累及斜方肌、菱形肌和肩胛提肌等，压痛较为局限，无向上肢放射痛（图16-1）。

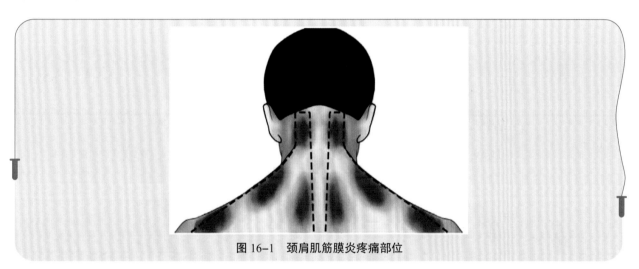

图 16-1 颈肩肌筋膜炎疼痛部位

2. 腰肌筋膜炎

常见于高强度运动时腰部急性损伤。急性期腰部疼痛剧烈，有烧灼感，腰部活动时症状加重，局部压痛较显著（多在损伤肌肉的起止点处）。有时体温升高，血液检查可见白细胞增高。急性期过后，症状可完全消退，也会遗留疼痛，或相隔数月、数年后再次发作。慢性期主要表现为腰部酸痛、肌肉僵硬或有沉重感，常在天气变化（如阴雨）、夜间或受潮时疼痛加重，晨起腰部酸痛加重，稍加活动可缓解，劳累后又加重。腰部压痛广泛，活动可正常，但活动时腰部酸痛明显（图16-2）。

【治疗方法】

1. 非手术治疗

包括理疗、推拿、药物和功能康复锻炼等。

（1）急性期应注意休息，急性发作3天后可做热敷、按摩和手法复位等治疗。

（2）待疼痛缓解后，尽早做颈肩肌和腰肌的锻炼或相应疼痛部位功能康复锻炼（图16-3）。

（3）急性期后容易复发，应注意颈肩部和腰部运动时的保护，并避免弯腰搬抬重物，可佩戴腰围或宽腰带，以保护腰部肌肉（图16-4）。

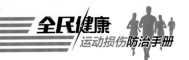

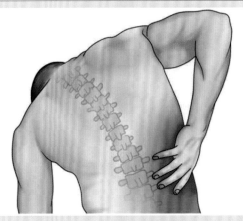

图 16-2　腰肌筋膜炎疼痛部位

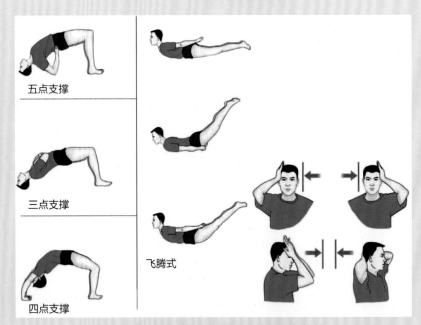

五点支撑

三点支撑

四点支撑

飞腾式

图 16-3　颈肩部肌肉和腰肌的功能康复锻炼

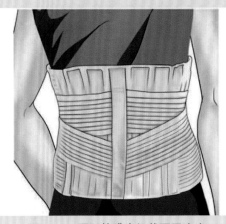

图 16-4　腰肌筋膜炎佩戴腰围治疗

2. 手术治疗

对于非手术治疗无效或症状较重者，可行手术对软组织损伤后破裂及粘连的肿块进行摘除和修补，并对肌疝进行复位。

【预防措施】

1. 坚持有针对性的锻炼，增加肌肉的血流量，改善肌肉的循环功能，提高肌肉对乳酸的适应能力和氧化能力。

2. 重视运动后的放松活动，加快肌肉中乳酸地排除和氧化。

3. 运动要科学，要合理安排上下肢的交替锻炼，降低肌肉负荷，减少乳酸的产生。

4. 运动量从小到大，运动后洗热水浴，按摩肌肉丰富部位，以及用毛巾热敷，可起到缓解和预防肌肉酸痛的目的。

二、急性腰扭伤

急性腰扭伤也称闪腰，常因运动时腰部肌肉、筋膜和韧带超负荷，从而引起不同程度的撕裂，导致腰部剧痛等一系列症状。

急性腰扭伤主要是竖脊肌损伤。竖脊肌是位于脊柱后方的长肌，下起骶骨背面，上达枕骨后方，是维持身体直立姿势的重要结构，一侧竖脊肌收缩，可使躯干向同侧侧屈（图16-5）。

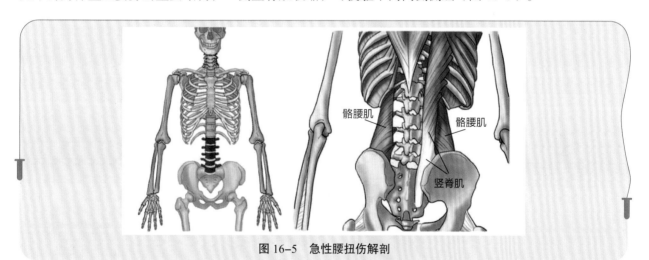

图16-5　急性腰扭伤解剖

在运动中，双手或单手提拉及搬抬重物时，主要靠腰部双侧或单侧竖脊肌的收缩发力，如果竖脊肌力量不足或是姿势不正确，就会造成损伤。

【临床诊断】　在弯腰提拉及搬抬重物（图16-6）或突然做某一动作时，腰部剧痛且不能活动，可有腰部断裂感或响声，剧痛多为持续性，常在第二天加重。腰部活动、大声说话、咳嗽、打喷嚏或腹部用力等都会使疼痛加剧。患者大多维持固定的僵硬姿势，没法弯腰或转身。一般无腿痛，但有时可有臀部及大腿后方的放射痛。

【治疗方法】

1. 在运动中出现急性腰扭伤后，立即终止运动，并卧床休息是最基本的治疗，通常需卧床1周以上。此外，可口服或外用非甾体抗炎药（如布洛芬、双氯芬酸二乙胺乳胶剂等），也可进行推拿、按摩、针灸或理疗等。如果剧痛不能忍受或压痛点明显，可行局部或痛点封闭治疗。

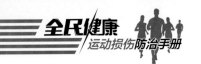

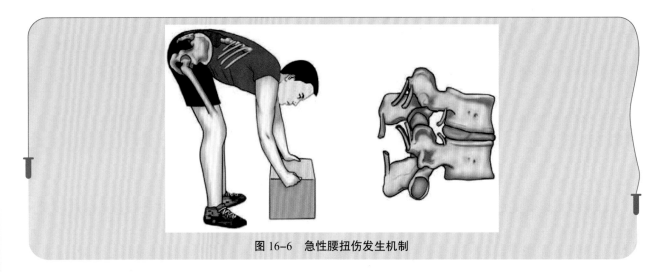

图 16-6　急性腰扭伤发生机制

2.急性腰扭伤恢复后，应加强腰肌力量的锻炼，如五点支撑和小燕飞等方法。

（1）五点支撑法：仰卧，双膝屈曲，以足跟、双肘、头部当支点，抬起臀部，尽量把腹部抬平，然后缓慢放下，一起一落为一个动作（图16-7）。每天2次，每次20～30个，坚持6个月以上。

（2）小燕飞法：俯卧，双臂以肩关节为支撑点，然后轻轻抬起，手臂向上的同时轻轻抬起头部，双肩向后向上收起。与此同时，双脚轻轻抬起，腰骶部肌肉收缩，尽量让胸部和腹部支撑身体，持续3～5秒（图16-8）。然后全身放松，四肢和头部回归原位，休息3～5秒，一个动作完成。每次20～30个，每天2～3次，坚持6个月以上。

【预防措施】　在运动时必须掌握正确的姿势，尤其是在提拉或搬抬重物时，要尽量让胸、腰挺直和髋、膝屈曲，起身应以下肢用力为主，站稳后再迈步；或取半蹲位，使重物尽量贴近身体。运动

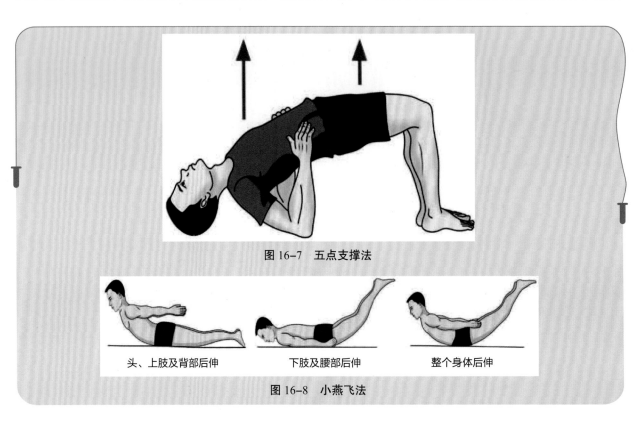

图 16-7　五点支撑法

| 头、上肢及背部后伸 | 下肢及腰部后伸 | 整个身体后伸 |

图 16-8　小燕飞法

前进行充分的热身活动，一般以 15 ~ 20 分钟为宜，以身体觉得发热、微微出汗为宜。

三、棘上韧带炎

脊椎骨各棘突之间有棘上韧带和棘间韧带使其相互连接（图 16-9）。棘上韧带位于浅层，棘间韧带位于深层。由于长时间不正确或不改变腰部的姿势，易使腰背部的棘上韧带长期处于紧张状态，从而导致慢性劳损性损伤和无菌性炎症反应，甚至部分从棘突上剥脱或分离，出现局部疼痛和固定性压痛等症状，这种情况称为棘上韧带炎（图 16-10）。

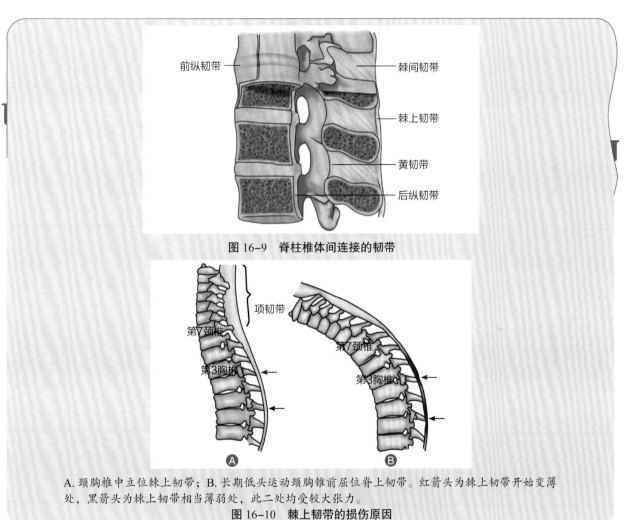

图 16-9　脊柱椎体间连接的韧带

A. 颈胸椎中立位棘上韧带；B. 长期低头运动颈胸锥前屈位脊上韧带。红箭头为棘上韧带开始变薄处，黑箭头为棘上韧带相当薄弱处，此二处均受较大张力。

图 16-10　棘上韧带的损伤原因

此外，急性腰扭伤，特别是弯腰搬抬重物导致急性腰扭伤时，也可能使棘上韧带损伤，如果损伤的棘上韧带没有得到很好的愈合，也可以发展成为棘上韧带炎。

【临床诊断】　主要表现为慢性腰背部疼痛，劳累、受凉或弯腰时加重，局部压痛明显，休息后可以缓解。

【治疗方法】　适当休息，注意劳逸结合，避免过度弯腰等运动。棘上韧带炎病变部位局限，有局部压痛点，采用局部封闭治疗可以收到很好的效果。也可辅以局部外用非甾体抗炎药搽剂，并进行理疗和口服非甾体抗炎药，一般无须手术治疗。

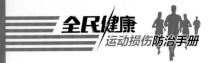

四、脊柱滑脱

脊柱滑脱是指脊柱的上位椎体在下位椎体上向前出现位置的移动，又称滑椎症，多因第4腰椎和第5腰椎上下关节突间的椎板骨折或峡部断裂所致（图 16-11）。

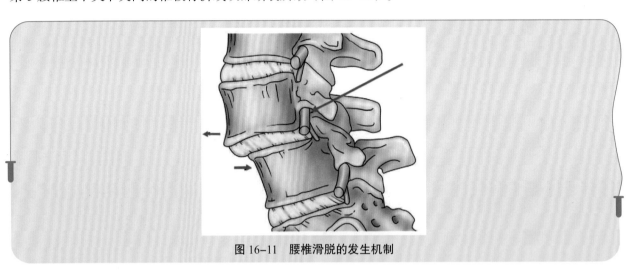

图 16-11　腰椎滑脱的发生机制

在运动中发生的脊柱滑脱，多由相应椎板的疲劳性骨折导致，好发于跨越障碍、蛙跳、背沙袋、扛连环沙袋和格斗等运动。

【临床诊断】　脊柱正侧位及双斜位 X 线检查，可帮助明确诊断（图 16-12）。

1.临床表现

脊柱滑脱多伴椎管狭窄，早期主要表现为腰部不适、疼痛和酸胀，多不伴双下肢麻木和疼痛等症状，但随着脊柱滑脱的加重，可逐渐出现腰部疼痛加重和双下肢麻木等症状。

2.临床分度

一般按 Meyerding 法分度。

Ⅰ度：脊柱滑脱＜ 1/4。

Ⅱ度：脊柱滑脱 1/4 ～ 1/2。

Ⅲ度：脊柱滑脱 1/2 ～ 3/4。

Ⅳ度：脊柱滑脱＞ 3/4。

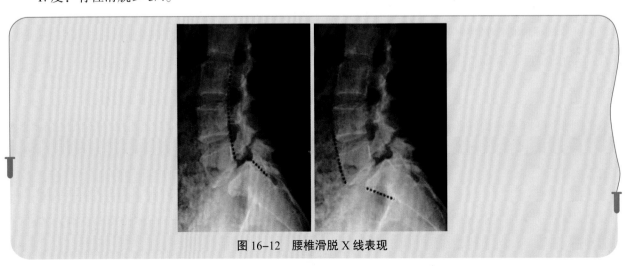

图 16-12　腰椎滑脱 X 线表现

【治疗方法】

1. 保守治疗

脊柱滑脱早期一般不需要手术治疗，可通过保守治疗缓解腰部不适症状。主要措施包括暂停高强度运动、进行腰背肌锻炼、佩戴腰围和避免腰部重负荷等。如果症状严重可对症处理，如口服或外用非甾体抗炎药、腰部理疗和按摩等。保守治疗见效后，需特别注意腰背的功能康复锻炼，否则将有症状反复发作的可能。如果保守治疗无效，可行手术治疗。

2. 手术治疗

手术指征如下。

（1）Ⅱ度以上脊柱滑脱、顽固性下腰部疼痛或下腰部疼痛加剧，且经过保守治疗无效。

（2）伴有腰椎间盘突出或椎管狭窄，出现下肢神经根性疼痛、间歇性跛行或马尾神经受压等症状。

（3）经久不愈并有逐渐加重趋势，症状轻重与脊柱滑脱加重程度和椎间盘退行性变程度相符，影像学检查证实滑脱进度。

五、落枕

落枕也称失枕，多发于冬季和春季，一般睡觉前并无任何症状，起床后却感到颈部酸痛和活动受限。落枕主要有以下两个方面原因。

与睡枕及睡姿密切相关：如睡姿不良，头颈长时间处于过度偏转的位置；或因睡枕不合适，过高、过低或过硬，使头颈处于过伸或过屈状态，引起颈部一侧肌肉紧张，使颈椎小关节错位，时间较长即可发生静力性损伤，导致颈部酸痛和活动受限等（图 16-13）。

保暖不足感受风寒：如睡觉时受寒、盛夏贪凉，可使颈部肌肉血管收缩、缺血和水肿，引起局部纤维浆液渗出，最终形成软组织无菌性炎症。

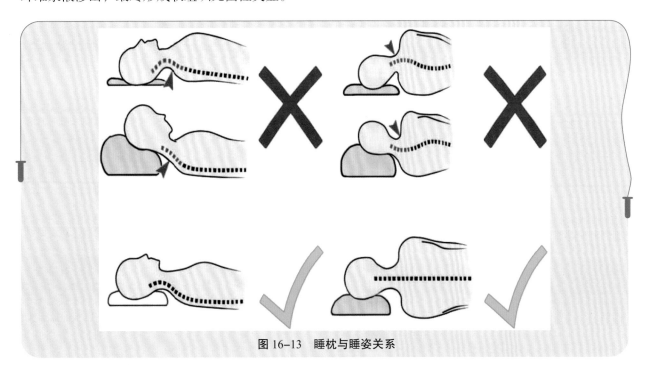

图 16-13　睡枕与睡姿关系

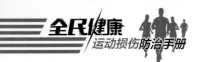

【临床诊断】 一般表现为起床后感觉颈部酸痛，多以一侧，或有两侧，也可一侧重、一侧轻（图16-14）。由于身体由平躺改为直立，颈部肌群力量改变，可以引起进行性加重，甚至累及肩部及胸背部。通常可回想起睡觉姿势欠佳，检查时颈部肌肉有触痛，浅层肌肉痉挛、僵硬，触之有明显的条索感；颈部活动受限，不能自由旋转，甚至头部不能俯仰，颈部强直偏向患侧。

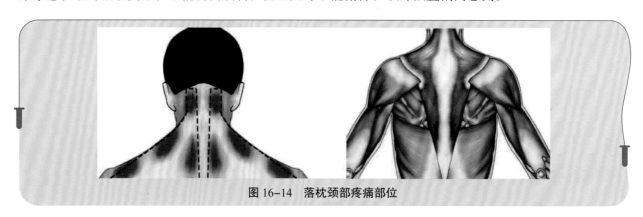

图 16-14　落枕颈部疼痛部位

【治疗方法】 一般不需要手术治疗，可通过保守治疗缓解颈部症状。主要措施包括颈部肌肉锻炼、调整睡姿、调换睡枕、热敷和避免剧烈运动等。

如果症状严重可对症处理，如颈部理疗、按摩、针灸、口服或外用非甾体抗炎药等。

保守治疗见效后，需特别注意颈部保暖、睡姿和颈肌锻炼，否则症状可能反复发作。

六、腰椎间盘突出症

腰椎间盘突出症是指由于外伤造成的椎间盘的纤维环破裂，髓核从破裂处向后突出压迫神经，从而产生腰部疼痛及下肢疼痛、麻木等一系列症状（图16-15）。腰椎间盘突出症通常以第4腰椎／第5腰椎和第5腰椎／第1骶椎发生率最高，约占95%。

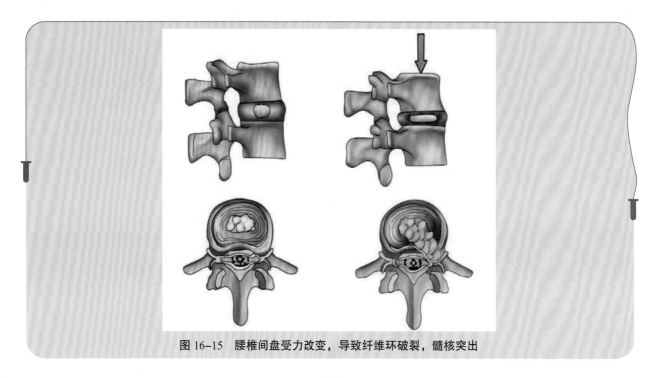

图 16-15　腰椎间盘受力改变，导致纤维环破裂，髓核突出

腰椎间盘突出症是运动中较为多见的损伤，多发生在超重举物或搬抬重物的运动中。

【临床诊断】

1.临床表现

主要表现为腰痛，可伴有臀部疼痛，随后出现下肢疼痛、麻木，即表现为坐骨神经痛（图16-16）。

典型坐骨神经痛是从下腰部向臀部、大腿后方、小腿外侧直到足部的放射痛，在打喷嚏和咳嗽等腹压增高的情况下疼痛加剧。甚至出现马尾神经症状，即突出或脱出的椎间盘组织压迫马尾神经，表现为大、小便障碍，会阴和肛周感觉异常，也可出现大小便失禁和双下肢不完全性瘫痪等症状，需尽快手术治疗。

2.诊断检查

通常做CT或磁共振检查能够确定是否有腰椎间盘突出，单纯X线片则不能直接显现是否存在腰椎间盘突出（图16-17）。

3.诊断分型

见图16-18。

（1）膨出型：纤维环部分破裂，而表层尚完整，髓核因压力向椎管内局限性隆起，但表面光滑，经保守治疗大多可缓解或治愈。

（2）突出型：纤维环完全破裂，髓核突向椎管，仅有后纵韧带或一层纤维膜覆盖，表面高低不平或呈"菜花状"，常需手术治疗。

（3）脱出型：破裂突出的椎间盘组织或碎块脱入椎管内或完全游离，不仅可引起神经根症状，还容易导致马尾神经症状，非手术治疗往往无效。

【治疗方法】

1.保守治疗

大多可经保守治疗缓解或治愈，但保守治疗并不能将突出的椎间盘组织恢复原位，只能缓解症状。保守治疗包括：①药物治疗，如非甾体抗炎药、神经营养药和脱水药等；②针灸、理疗；③牵引；④

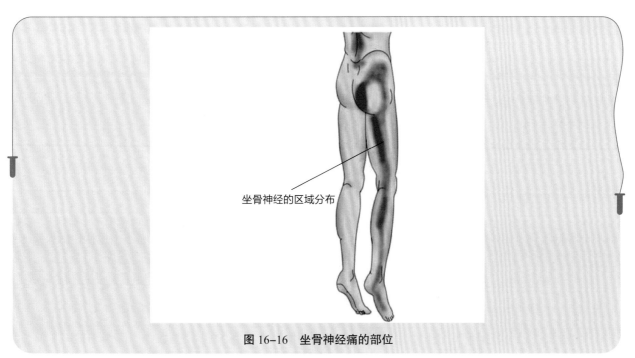

坐骨神经的区域分布

图16-16　坐骨神经痛的部位

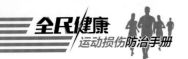
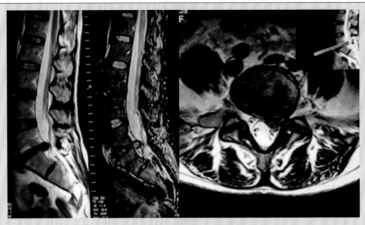

突出的椎间盘向后压迫神经。

图 16-17 腰椎间盘突出症磁共振影像

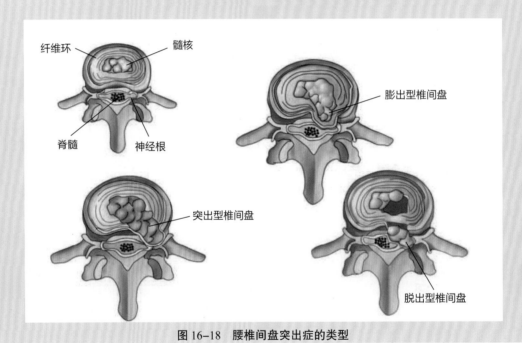

图 16-18 腰椎间盘突出症的类型

佩戴腰围，卧床休息。

2. 手术治疗

如果保守治疗无效或症状较重，可手术切除突出的椎间盘组织，以解除神经压迫。

【预防措施】 腰椎间盘突出症是在椎间盘退行性改变基础上受到积累伤所致，积累伤又会加重椎间盘退变。因此，预防的重点在于减少积累伤。

平时运动一定要规范，坐姿和睡姿要正确，并应加强腰肌的锻炼，以增加脊柱的内在稳定性。如需弯腰搬抬重物，最好采用屈髋、屈膝等下蹲的方式，以减少对腰椎间盘后方的压力（图 16-19）。

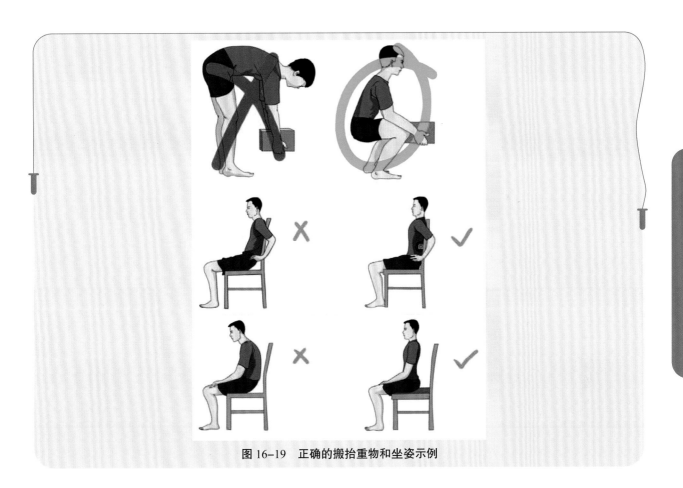

图 16–19 正确的搬抬重物和坐姿示例